essentials

Essentials liefern aktuelles Wissen in konzentrierter Form. Die Essenz dessen, worauf es als „State-of-the-Art" in der gegenwärtigen Fachdiskussion oder in der Praxis ankommt. *Essentials* informieren schnell, unkompliziert und verständlich

- als Einführung in ein aktuelles Thema aus Ihrem Fachgebiet
- als Einstieg in ein für Sie noch unbekanntes Themenfeld
- als Einblick, um zum Thema mitreden zu können

Die Bücher in elektronischer und gedruckter Form bringen das Fachwissen von Springerautor*innen kompakt zur Darstellung. Sie sind besonders für die Nutzung als eBook auf Tablet-PCs, eBook-Readern und Smartphones geeignet. *Essentials* sind Wissensbausteine aus den Wirtschafts-, Sozial- und Geisteswissenschaften, aus Technik und Naturwissenschaften sowie aus Medizin, Psychologie und Gesundheitsberufen. Von renommierten Autor*innen aller Springer-Verlagsmarken.

Domagoj Ivastinovic

Mehr Patientenzufriedenheit – mehr Arbeitszufriedenheit

Tipps für Ärztinnen und Ärzte

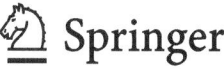 Springer

Domagoj Ivastinovic
Eggersdorf bei Graz, Österreich

ISSN 2197-6708   ISSN 2197-6716 (electronic)
essentials
ISBN 978-3-662-72088-2   ISBN 978-3-662-72089-9 (eBook)
https://doi.org/10.1007/978-3-662-72089-9

Die Deutsche Nationalbibliothek verzeichnet diese Publikation in der Deutschen Nationalbiblio-
grafie; detaillierte bibliografische Daten sind im Internet über https://portal.dnb.de abrufbar.

Planung/Lektorat: Katrin Lenhart
Springer ist ein Imprint der eingetragenen Gesellschaft Springer-Verlag GmbH, DE und ist ein Teil
von Springer Nature.
Die Anschrift der Gesellschaft ist: Heidelberger Platz 3, 14197 Berlin, Germany

Wenn Sie dieses Produkt entsorgen, geben Sie das Papier bitte zum Recycling.

Was Sie in diesem *essential* finden können

- Einblicke in die Bedürfnisse und Erwartungen der Patienten
- Methoden zur Steigerung der Patientenzufriedenheit
- Methoden zur Steigerung der eigenen Arbeitszufriedenheit
- Sinnorientierte Medizin als Zukunftsmodell zur Verbesserung der medizinischen Versorgung, der eigenen Arbeitszufriedenheit und der Patientenzufriedenheit

Vorwort

Das Verhältnis zwischen Ärzten und Patienten war immer schon durch Spannungen geprägt. Die Ursache dafür sind unterschiedliche Perspektiven. Die Zufriedenheit der Patienten spielt eine wesentliche Rolle, weil es bei der medizinischen Versorgung ja primär um Patienten geht und weil die Patientenzufriedenheit einen direkten Einfluss auf die Arbeitszufriedenheit der Ärzte hat. Die Arbeitszufriedenheit der Ärzte beeinflusst wiederum die Sicherheit der medizinischen Versorgung. Dieses Buch bietet Ärzten und Patienten Einblicke in die Welt des jeweils anderen, was zu mehr Verständnis füreinander und Zufriedenheit auf beiden Seiten führen soll. Ich empfehle Ihnen, dieses Buch von vorn nach hinten zu lesen, weil so die Zusammenhänge besser verständlich werden. Ich möchte betonen, dass dieses Buch kein wissenschaftliches Werk ist. Generalisierungen und zugespitzte Formulierungen dienen dazu, um Botschaften besser hervorzuheben. Mir ist bewusst, dass die Realität viel komplexer ist und dass es die eine Wahrheit nicht gibt. Zur besseren Lesbarkeit verwende ich im gesamten Buch das generische Maskulin. Selbstverständlich sind alle Lesenden inkludiert.

Domagoj Ivastinovic

Inhaltsverzeichnis

Über den Autor

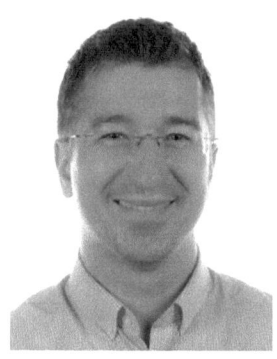

Priv. Doz. Dr. Domagoj Ivastinovic, MBA, ist derzeit stellvertretender Vorstand der Univ.-Augenklinik Graz. Nebenberuflich betreibt er eine Privatordination und war als Gerichtsgutachter und Coach für Burnout-Prävention tätig. Seine Vision ist ein Gesundheitssystem, bei dem der Mensch und die Menschlichkeit im Mittelpunkt stehen.

Adresse: Deckerweg 10, 8063 Eggersdorf bei Graz

Email: ordination@ivastinovic.at

Homepage: www.ivastinovic.at

Einleitung

Die Motivation, dieses Buch zu schreiben, basiert auf meiner Beobachtung von vermeintlichen Widersprüchen im ärztlichen Alltag, die Stress auslösen. In Wirklichkeit sind sie aber nur logische Konsequenzen von unbewussten Dynamiken, die sich in und zwischen einzelnen Akteuren im Gesundheitswesen abspielen. Wenn man sie entschlüsselt, ändert sich die Wahrnehmung und der Alltag wird nicht nur stressfreier, sondern auch erfüllender. In diesem Buch möchte ich auf 3 solche Aspekte, die miteinander eng verwoben sind, eingehen sowie mögliche Wege für den Umgang mit ihnen aufzeigen.

Der erste Widerspruch ist der Umstand, dass in Österreich etwa die Hälfte der Patienten mit der medizinischen Versorgung unzufrieden ist, obwohl wir eines der besten Gesundheitssysteme haben. Dieser Widerspruch beruht darauf, dass es den Patienten nicht so sehr um die *fachliche Qualität* der medizinischen Versorgung geht, sondern um die *menschliche Zuwendung*. Menschliche Zuwendung erfahren die Patienten dann, wenn ihre Bedürfnisse erfüllt werden und wenn sie auf der emotionalen Ebene angesprochen werden. Die meisten Ärzte kennen diese Bedürfnisse nicht und fokussieren sich primär auf die bestmögliche Versorgung ihrer Patienten auf der *fachlichen* Ebene. Dadurch sind Konflikte vorprogrammiert, die sich meist verdeckt in Form von Unzufriedenheit, Noncompliance und häufigen Arztwechseln manifestieren. Manchmal werden diese Konflikte auch offen in Form von Beschwerden, Klagen oder sogar Gewalt ausgetragen. In diesem Buch möchte ich die unausgesprochenen Bedürfnisse der Patienten offenlegen, damit sich Ärzte besser daran orientieren können. Erfahrungsgemäß lässt sich auf diese Weise das Verhältnis zwischen Ärzten und Patienten deutlich verbessern.

D. Ivastinovic, *Mehr Patientenzufriedenheit - mehr Arbeitszufriedenheit*, essentials, https://doi.org/10.1007/978-3-662-72089-9_1

Der zweite Widerspruch bezieht sich auf die Arbeitszufriedenheit der Ärzte. Obwohl der ärztliche Beruf einer der schönsten und sinnvollsten ist, ist etwa die Hälfte der Ärzte mit ihrer Arbeit nicht zufrieden. Die Arbeitszufriedenheit variiert auf der individuellen Ebene im Laufe des Berufslebens. Anfänglich ist sie hoch und gegen Mitte der beruflichen Laufbahn erreicht sie ihren Tiefpunkt. In dieser Phase sind die Ärzte dem größten Risiko von Beschwerden, Klagen und Gewalt ausgesetzt sind. Es ist auch kein Zufall, dass genau in dieser Phase ein Burnout am wahrscheinlichsten ist. Der Tiefpunkt zwingt viele zur Veränderung. Nach einer persönlichen Transformation steigt die Arbeitszufriedenheit wieder an. Die Arbeitszufriedenheit der Ärzte spielt im Gesundheitswesen eine wesentliche Rolle, weil sie einen direkten Einfluss auf die Patientenzufriedenheit und auch auf die Sicherheit der medizinischen Behandlungen hat. In meinem Buch möchte ich alternative Blickwinkel und potenzielle Auswege aus der Unzufriedenheit aufzeigen.

Der dritte Aspekt ist die Art der Ausübung der Medizin. Sie wird immer weniger als Kunst wahrgenommen. Stattdessen tendiert man zunehmend zu Behandlungsschablonen, „um ganz sicher zu gehen", „um auf der sicheren Seite zu sein", „um ja nichts zu übersehen" etc. Die Kehrseite dieses Zugangs ist die emotionale Distanzierung von Patienten und von der Arbeit selbst. Die Patienten spüren genau, dass nicht sie, sondern die medizinische *Machbarkeit* und die eigene *Absicherung* im Vordergrund stehen. Dadurch kommt es auf der unterbewussten Ebene zu Enttäuschung, Vertrauensbruch und folglich Unzufriedenheit. In meinem Buch stelle ich die *sinnorientierte* Medizin vor, die unter anderem die *Individualität* der Patienten in den Fokus stellt. Sinnorientierte Medizin lässt sich nur mit Verbundenheit, Hingabe und Verantwortung ausüben. Dadurch erfährt man mehr Erfüllung. Die zunehmende Arbeitszufriedenheit schwappt auf die Patienten über, wodurch sich die Arbeitszufriedenheit nochmals erhöht.

Die Zufriedenheit Ihrer Patienten, Ihre eigene Arbeitszufriedenheit und die Art, wie Sie Ihren Beruf ausüben, stellen im ärztlichen Alltag eine Art Hintergrundgeräusch dar. Dieses Hintergrundgeräusch ist für jeden hörbar, aber nicht verstehbar. Es ist wichtig, dieses Hintergrundgeräusch zu entschlüsseln, weil ein konstruktiver Umgang damit den beruflichen Alltag und damit das gesamte Leben positiv beeinflussen kann. Gute Mentoren helfen einem dabei, diese Codes zu entschlüsseln. Die überwiegende Mehrheit der Berufseinsteiger hat aber keinen Mentor. Mit Mentoren sind nicht Personen gemeint, die einem formal zur Seite gestellt werden, um die Einsetzbarkeit am Arbeitsplatz zu beschleunigen. Ich meine damit Personen, die ihr hart erarbeitetes Erfahrungswissen an andere Personen weitergeben, um ihnen zum beruflichen und persönlichen Wachstum zu verhelfen. Solche Mentoren kann man sich nicht aussuchen, sie werden einem auf eine unerklärliche Weise zugeführt. Dieses Buch soll als eine Art Mentor-Ersatz dienen. Manche Stellen des Buchs werden unbehaglich sein, doch genau da gilt es hinzuschauen, denn je mehr es einen *trifft*, desto mehr *betrifft* es einen.

Meine Empfehlungen sind keine Anleitung zum Glücklichsein. Sie sollen viel mehr als Denkanstöße dienen, um die eigene Wahrnehmung und Arbeitsweise zu hinterfragen und gegebenenfalls anzupassen. Eine große Schwäche von uns Menschen sind unsere Begrenzungen. Leider sind uns diese oft nicht bewusst. Darin besteht die Gefahr, dass wir „im Autopilotmodus" in Krisen hineinschlittern. Ca. 80 % der Menschen haben die entsprechende Resilienz, mit Krisen umzugehen und kommen gestärkt und weiser heraus. Die restlichen 20 % finden keinen Ausweg und geraten in eine Abwärtsspirale, die schlimmstenfalls in einem Burnout endet. Charakteristisch für diese Personen ist eine Rigidität im Denken. Dieses Buch soll Ärzten zu mehr Flexibilität im Denken verhelfen und damit eine spiralförmige Aufwärtsbewegung in Gang setzen, die zu mehr Zufriedenheit und Erfüllung im Beruf und Leben führt.

Patientenzufriedenheit

2

Die Arbeit an Patienten ist für die meisten Ärzte der sinnvollste Teil ihrer Tätigkeit [1]. Die medizinische Versorgung beinhaltet neben dem fachlichen Aspekt auch den zwischenmenschlichen Umgang. Während sich Ärzte hauptsächlich auf das Fachliche fokussieren, achten die Patienten primär auf den zwischenmenschlichen Umgang [2–5]. Aus diesem Grund kommt es vor, dass Patienten trotz fachlich korrekter Behandlung unzufrieden sind. In Österreich ist nur etwa die Hälfte der Menschen mit der medizinischen Versorgung zufrieden, obwohl das Gesundheitssystem in Österreich eines der besten weltweit ist [6]. Dabei sind sich die meisten Patienten der hohen fachlichen Kompetenz der Ärzte bewusst. Etwa 80 % der Patienten ist nämlich mit der *fachlichen* Behandlung an sich zufrieden [7]. Die Unzufriedenheit rührt eher vom Mangel an menschlicher Zuwendung her, denn ca. 70 % der Menschen sind mit dem *Verhältnis* zu ihren Ärzten unzufrieden [7–9]. Als häufigsten Grund dafür nennen die Patienten den Eindruck, dass ihnen zu wenig Zeit gewidmet würde und dass ihre Anliegen in Gesprächen mit Ärzten nicht ernst genommen würden [8, 9].

Neben dem fundamentalen Bedürfnis, ernst genommen zu werden, haben in den letzten Jahrzehnten auch die Bedürfnisse nach *Information, Kommunikation* und *Mitgestaltung* zugenommen. So wollen heutzutage etwa 95 % der Patienten *umfassend* über ihre Krankheit, Therapie und Prognose aufgeklärt werden [10, 11]. Dieses Bedürfnis sieht aber nur etwa die Hälfte der Patienten erfüllt [10]. Heutzutage wird auch ein patriarchalischer Stil, charakterisiert durch eine direktive und bevormundende Kommunikation, nicht mehr geduldet. Auch Dogmen werden abgelehnt. Die heutigen Patienten wollen vielmehr *Ebenbürtigkeit* und *Partnerschaft*. Sie wollen mit ihren Ärzten auf Augenhöhe kommunizieren und ihre Behandlungen *mitgestalten* [7, 8]. Berücksichtigen die Ärzte diese Bedürfnisse nicht, reagieren die Patienten mit Unzufriedenheit, mangelnder Therapietreue und Arztwechseln [12].

Ein weiterer Grund für die Unzufriedenheit der Patienten mit dem Verhältnis zu ihren Ärzten liegt in der zunehmenden Technologiefokussierung. Während die Anwendung der modernen Technologie eine stetige Verbesserung und Beschleunigung der medizinischen Leistungen nach objektiven Maßstäben bewirkt, drängt sie die Kommunikation zwischen Ärzten und Patienten in den Hintergrund [13]. So werden heutzutage primär Bildgebung oder andere technologische Untersuchungen angeordnet, ohne dass sich ihre Indikation auf einer eingehenden Anamnese stützt. Dadurch erfahren die Patienten wenig menschliche Zuwendung, die aber aus der Sicht der Patienten das ausschlaggebende Kriterium für die Behandlungsqualität ist. Die Anwendung der Hochleistungstechnologie birgt potenziell noch einen negativen Aspekt. Die verbesserte Diagnostik ermöglicht eine bessere und schnellere Erfassung von Erkrankungsvorstufen bzw. Risikofaktoren. Die Interpretation solcher Befunde ist abhängig von der Kompetenz und der Persönlichkeit der Behandler. Nicht selten werden solche Erkrankungsvorstufen bzw. Risikofaktoren pathologisiert und therapiert [13, 14]. Patienten können sich dabei überrumpelt fühlen. Es wird ihnen eine Erkrankung suggeriert, die sie de facto nicht haben. Ein klassisches Beispiel ist das Glaukom, das in etwa 50 % der Fälle überdiagnostiziert und übertherapiert wird [15]. Dieser Umstand ist dadurch bedingt, dass in augenärztlichen Ordinationen bei >40 jährigen Menschen routinemäßig ein Glaukom-Screening durchgeführt wird. Dabei wird der Augendruck (=Risikofaktor für Glaukom) gemessen. In der Regel wird auch bei einem grenzwertigen Augendruck ohne Hinweis auf ein Glaukom eine Anti-Glaukomtherapie eingeleitet [15]. Diese Vorgangsweise basiert auf guten Absichten, lässt aber die Nebenwirkungen sowie den psychischen Leidensdruck, bedingt durch den Irrglauben, an einem Glaukom zu leiden, außer Acht. Dies wäre in etwa 50 % der Fälle vermeidbar. Ich bin überzeugt, dass es in anderen Fachrichtungen ähnliche Analogien gibt.

Das Thema Patientenzufriedenheit rückt immer mehr in den Fokus. Einerseits steht der Patient im Mittelpunkt der medizinischen Versorgung, sodass dessen Zufriedenheit natürlich von zentraler Bedeutung ist. Andererseits erhöht sich der Druck auf Ärzte und Gesundheitseinrichtungen, weil die Patienten heutzutage viel mehr Möglichkeiten haben, ihre Unzufriedenheit laut und wirksam zu artikulieren. Man kann sich beispielsweise als Arzt oder medizinische Einrichtung einer Internet-Bewertung kaum entziehen. Negative Bewertungen schädigen das Image und wirken abschreckend. Eine extreme Auswirkung der Unzufriedenheit von Patienten ist die steigende Gewaltbereitschaft [16]. Etwa die Hälfte der

Ärzte haben schon verbale Gewalt und jeder 6. sogar körperliche Gewalt sei-
tens der Patienten erfahren [16]. Ein Drittel der Ärzte erfährt regelmäßig Gewalt
in ihrem Arbeitsalltag, 2 % sogar täglich [16]. Am häufigsten sind Spitalsärzte
unter 40 Jahren betroffen [16]. Warum gerade diese Altersgruppe am meisten
gefährdet ist, ist kein Zufall. Die Ursachen werden Sie im Laufe dieses Buchs
erfahren. Ein weiterer wichtiger Grund, warum es sich lohnt, der Patientenzufriedenheit vermehrt Aufmerksamkeit zu schenken, ist der direkte Zusammenhang
zwischen der Patientenzufriedenheit und der Arbeitszufriedenheit der Ärzte. Dieser Zusammenhang gleicht einer Spirale, die man selbst, bewusst oder unbewusst,
in Gang setzen kann. Wenn man nämlich als Arzt die Zufriedenheit der Patienten
verbessert, verbessert sich automatisch die eigene Arbeitszufriedenheit [17, 18].
Tut man es nicht, etwa durch Ignorieren und Bagatellisieren der Patientenkommentare, wählt man den Weg hinunter. Manche Internetplattformen bieten Ärzten
sogar Löschungen von negativen Bewertungen gegen Bezahlung an. Damit kehrt
man das Problem nur unter den Teppich. Patienten zeigen mit ihren Bewertungen nur blinde Flecken auf. Wenn die Patientenkommentare nicht als Korrektiv
verstanden werden, chronifiziert sich das meist unbewusste Verhalten, das diese
Beschwerden verursacht hat. Dadurch häufen sich negative Bewertungen, die in
verbaler bzw. körperlicher Gewalt kulminieren können. Auch Klagen sind eine
Form von Gewalt. Es wäre viel vernünftiger, sich außergerichtlich zu einigen,
denn die Wahrscheinlichkeit, dass ein Behandlungsfehler tatsächlich vorliegt, ist
gering. Patienten riskieren also mit einer Klage, dass sie den Prozess gänzlich
verlieren. In den meisten Fällen symbolisiert eine Klage einen Racheakt. Sta-
tistisch betrachtet wird jeder Arzt mindestens einmal im Leben verklagt [19].
Allerdings verteilen sich ca. 60 % der Klagen auf etwa 10 % der Ärzte [19]. Die
höchste Wahrscheinlichkeit, verklagt zu werden, haben Spitalsärzte zwischen 30
und 40 Jahren [19, 20]. Wir erinnern uns, diese Altersgruppe hat auch das höchste
Risiko, verbale und körperliche Gewalt zu erfahren [16]. Als wichtigste Auslö-
ser für Klagen nennen die Patienten mangelnde fachliche Kompetenz, schlechte
Kommunikation und mangelnde Verfügbarkeit [19, 20]. Den Patienten sind also
neben der fachlichen Kompetenz auch soziale Kompetenzen wie die Kommunika-
tionsfähigkeit und die Fähigkeit ihre Bedürfnisse wahrzunehmen und zu erfüllen
(z. B. das Bedürfnis nach Kontakt und Auskunft) wichtig. Auch wenn die meisten
zivilen Gerichtsprozesse zugunsten der Ärzte ausgehen, weil in den seltensten Fällen Behandlungsfehler begangen wurden, haben Gerichtserfahrungen für
beide Seiten verheerende Auswirkungen. Die meisten betroffenen Ärzte reagieren auf Klagen mit *Absicherungsmedizin* [21]. Die Absicherungsmedizin bringt
den Patienten keinen zusätzlichen Nutzen, verringert aber die Lust am Arbeiten und ist dem Arzt-Patient-Verhältnis abträglich, da die dominierende Angst

vor weiteren Klagen die Kluft zwischen Arzt und Patient offenhält. Patienten, die Gerichtsprozesse verlieren, werden noch skeptischer gegenüber Ärzten und der wissenschaftlichen Medizin im Allgemeinen, was das Arzt-Patient-Verhältnis zusätzlich belastet. Aus diesem Grund schauen sich Patienten zunehmend nach Alternativen um. In Deutschland sind beispielsweise Heilpraktiker bei Patienten mit chronischen Erkrankungen beliebter als Ärzte [22, 23]. Nur bei akuten Erkrankungen vertrauen dort die Menschen den Ärzten mehr [23]. Die Gründe dafür sind vielschichtig. Zum einen bemängeln die Patienten, dass sich Ärzte im Gegensatz zu Heilpraktikern zu wenig Zeit für sie nehmen. Ärzte in Deutschland investieren durchschnittlich 8 min pro Patient, Heilpraktiker hingegen 60 min [22]. Ein weiterer Grund ist der Umstand, dass Heilpraktiker aus der Sicht der Patienten ihre Bedürfnisse nach wertschätzender Kommunikation, menschlicher Zuwendung sowie nach individueller und ganzheitlicher Betrachtung ihrer Anliegen besser erfüllen [22, 23]. Es gibt keinen Grund für eine polarisierende Debatte darüber. Für Heilpraktiker ist der Beziehungsaufbau mit Patienten und deren Zufriedenheit von existentieller Bedeutung, weil die Patienten für ihre Dienstleistungen selbst bezahlen müssen. Bei Kassenärzten und Spitalsärzten fällt dieser Druck weg, wodurch das Beziehungsmanagement leicht aus dem Fokus geraten kann. Wesentlich aus meiner Sicht ist es, dass beide Seiten voneinander lernen. Ärzte können von Heilpraktikern lernen, besser auf die Bedürfnisse nach wertschätzender Kommunikation, menschlicher Zuwendung und ganzheitlicher Betrachtung einzugehen, Heilpraktiker hingegen Sorgfalt, Professionalität und Wissenschaftskonformität.

Verbesserung der Patientenzufriedenheit

3

Die Verbesserung der Patientenzufriedenheit ist prioritär, da die Patienten im Mittelpunkt des ärztlichen Handelns stehen und ihre Unzufriedenheit mit einer Vielzahl potenzieller Probleme verbunden ist. Zudem hat die Patientenzufriedenheit eine unmittelbare Auswirkung auf die Arbeitszufriedenheit der Ärzte, die wiederum die Versorgungsqualität maßgeblich beeinflusst [17, 18].

Die Zufriedenheit im Allgemeinen beruht in erster Linie auf der inneren Haltung und weniger auf äußeren Umständen. Dementsprechend ist es nicht verwunderlich, dass die Charakteristika der Patienten nur wenig zur Qualität des Ärzte-Patienten-Verhältnisses beitragen [24]. Ein gutes Verhältnis ist also bei einer entsprechenden inneren Haltung auch mit sogenannten „schwierigen" Patienten möglich. Aus meiner Sicht ist die Zufriedenheit der Patienten der Spiegel der inneren Haltung der Ärzte. Daher können Ärzte auf die Zufriedenheit der Patienten einwirken. Dieser Zusammenhang ist natürlich nicht linear und monokausal. Ärzte können lediglich Angebote für eine Verbesserung des Verhältnisses machen. Es liegt dann in der Verantwortung der Patienten, diese zu erkennen und anzunehmen.

3.1 Begegnungen schaffen

Mit anderen Menschen nur zu *reden*, bringt keine Erfüllung. Erst wenn beim Reden *Begegnungen* entstehen, empfindet man Erfüllung. Eine *Begegnung* bedeutet, eine Person zu *sehen*, zu *erfassen* und *in ihrem Inneren anzusprechen* [25]. Damit vermittelt man auf der nonverbalen Ebene *„gut, dass Du da bist"*, *„Du bist*

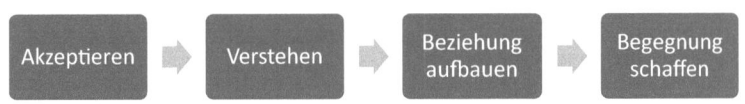

Abb. 3.1 Stufenmodel zur Begegnung nach Waibel

in Ordnung, so wie Du bist", *„ich schätze Dich"* etc. Die Länge und der Inhalt des Gesprächs sind dabei nicht entscheidend [25]. Eine *Begegnung* beruht immer auf Gegenseitigkeit. Voraussetzung ist also, dass die andere Person aus der Deckung geht und eine Berührung im Inneren zulässt. Aus diesem Grund kann man *Begegnungen* nicht planen oder erzwingen. Man kann sie höchstens durch die innere Haltung anstreben und damit ihre Wahrscheinlichkeit erhöhen. Der Stufenplan in der Abb. 3.1 kann dabei hilfreich sein [25].

Im Kontext der Patientenversorgung würde *Akzeptieren* bedeuten, die Motive der Patienten zu erkennen und anzunehmen. Patienten stellen nämlich gerne das *subjektive Erleben ihrer Erkrankung* in den Vordergrund, während sich Ärzte bevorzugt auf medizinisch-fachliche Aspekte fokussieren [2–5]. Es prallen also zwei in sich logische Ansichten aufeinander. Dadurch entsteht ein Konflikt, der in der Regel so gelöst wird, dass die Ärzte die Dominanzrolle übernehmen und Patienten beim Reden unterbrechen. Dies geschieht im Schnitt nach etwa 20 s [26]. Dabei halten die Patienten meiner Recherche zufolge eine Redezeit ohne Unterbrechung von mindestens 2 min für angemessen. Eine bessere Lösung dieses Konflikts würde darin bestehen, beiden Sichtweisen Raum zu geben. Angesichts der Verletzlichkeit und Abhängigkeit der Patienten, obliegt es den Ärzten, den ersten Schritt zu machen. Wenn den Patienten der gewünschte Raum für die Schilderung ihres subjektiven Erlebens der Erkrankung gegeben wird, gehen sie meiner Erfahrung nach auch einen Schritt auf die Ärzte zu, indem sie in ihren Schilderungen präziser werden und sich respektvoller verhalten. Der nächste Schritt wäre *Verstehen*. Verstehen geht nur über das *aktive Zuhören*. Aktives Zuhören ist charakterisiert durch das Zurückstellen der eigenen Gedanken und ehrliches Bestreben, die subjektiven Sichtweisen der Patienten nachzuvollziehen [27]. Als nächstes erfolgt *Beziehungsaufbau*. Der Beziehungsaufbau beruht auf *verbalen* Signalen wie Begrüßung, Vorstellung etc., sowie auf *nonverbalen* Signalen wie Blickkontakt, Stimme, Zugewandtheit zur Person statt zum PC [2, 28].

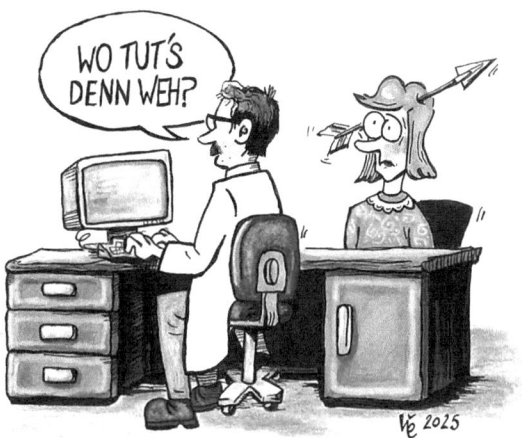

Der Weg zur *Begegnung* ist also geprägt von Empathie. Erst wenn eine *Begegnung* hergestellt wurde, sind die Patienten offen für medizinisch-fachliche Inhalte. Solche *patientenorientierten* Gespräche konsumieren zunächst mehr Zeit und Energie, verkürzen aber die nachfolgenden Behandlungen um etwa 10 % [2].

▶ **Tipps**

- Streben Sie in jedem Patientengespräch eine Begegnung an
- Geben Sie dem subjektiven Erleben der Erkrankung Raum
- Wenden Sie sich in Gesprächen den Patienten und nicht dem Computer zu
- Lassen Sie die Patienten ca. 2 min frei reden und hören Sie *aktiv* zu

3.2   Mitgestaltungsmöglichkeiten anbieten

Ein weiterer wichtiger Aspekt ist die *Einbeziehung* der Patienten in die Behandlung. Die meisten Patienten wollen nämlich Therapieentscheidungen *gemeinsam* mit ihren Ärzten treffen *("shared decision making")* [2]. Mit der Einbeziehung der Patienten erhöht man ihre Selbstwirksamkeit und würdigt ihr Bedürfnis nach Selbstbestimmung [29]. Dadurch verbessern sich nachweislich die Therapietreue und der Therapieerfolg [30]. Hier sind wieder die ärztliche Aufklärung und Kommunikation mit Patienten von zentraler Bedeutung. Die Motivation der Patienten, bestimmte gesundheitsfördernde Maßnahmen zu befolgen, hängt nämlich von der ärztlichen Aufklärung ab. Wenn die Patienten nämlich *mehrmals* und *eingehend* über die Zweckmäßigkeit bestimmter Maßnahmen aufgeklärt werden, sind >80 % der Patienten auch bereit, diese konsequent zu befolgen [31]. Nach *beiläufiger* Aufklärung sind es weniger als die Hälfte [31].

▶ **Tipps**

- Beziehen Sie die Patienten in Ihre Therapieentscheidungen ein
- Klären Sie die Patienten mehrmals und eingehend ein

Die Vorteile der *Patientenorientierung* liegen auf der Hand. Allerdings bergen sie auch Fallstricke. Bei der Schilderung des *subjektiven Erlebens der Erkrankung* gehen die Patienten auch auf die psychosozialen Probleme im Zusammenhang mit ihrer Erkrankung. Das kann manche Ärzte aktivieren, diese auch lösen zu wollen, was aber nicht empfehlenswert ist [2]. Den Patienten ist in der Regel geholfen, wenn man sich ihre psychosozialen Belastungen anhört und sie mitfühlend als *„nachvollziehbar schwierig"* anerkennt [2]. Die Mehrzahl der Patienten verfügen über ausreichend Ressourcen, ihre psychosoziale Belastung zu bewältigen. Sollten diese nicht ausreichen, kann ihnen professionelle Unterstützung empfohlen werden [2]. Weiters erwarten sich nicht alle Patienten das gleiche. Manche Patienten wünschen sich sogar einen *direktiven* Kommunikationsstil mit Übernahme von Therapieentscheidungen durch Ärzte, sodass in diesen Fällen eine patientenorientierte Gesprächsführung sogar kontraproduktiv wäre [32]. Ich erlebe immer wieder in Aufklärungsgesprächen mit Patienten, dass sie nach der abschließenden Frage, ob sie operiert werden wollen, antworten: „Sie sind der Arzt", „Das müssen Sie wissen" etc. Dementsprechend sollten Ärzten mehrere Kommunikationsstile beherrschen und abschätzen können, welchen Kommunikationsstil sich der jeweilige Patient wünscht [32].

▶ **Tipps**

- Zeigen Sie Verständnis für die psychosozialen Probleme der Patienten
- Lassen Sie aber diese psychosozialen Probleme die Patienten selbst lösen
- Wenden Sie keine Kommunikationsschablonen an, versuchen Sie stattdessen einzuschätzen, welchen Kommunikationsstil der jeweilige Patient bevorzugt

3.3 Bewusstsein steigern und persönliches Wachstum anregen

Unser Bewusstsein erschafft unsere Wahrnehmung und damit unsere Realität. Man kann grob zwischen zwei Ebenen des Bewusstseins unterscheiden, dem „Mangel-Bewusstsein" und dem „Fülle-Bewusstsein" (Abb. 3.2) [33]. Die Mehrheit der Menschen lebt im „Mangel-Bewusstsein" [33]. Auf dieser Ebene kann man kurzfristig Glücksgefühle empfinden, nachhaltige Zufriedenheit ist allerdings nur im „Fülle-Bewusstsein" möglich.

Auf der Ebene des „Mangel-Bewusstseins" befindet man sich im „Überlebensmodus"; das entsprechende Lebensparadigma lautet „*Haben* wollen" [33]. Auf dieser Ebene strengt man sich an, um *jemand* zu werden und um *etwas* zu haben. Auf dieser Bewusstseinsebene kann man durchaus hohen Status und materiellen Wohlstand erreichen. Die Grundstimmung ist aber trotzdem negativ. Man wird vom Gefühl geplagt, ständig ausgenutzt zu werden. Daher sind Frustrationen im „Mangel-Bewusstsein" vorprogrammiert. Doch Frustrationen basieren immer auf einer verzerrten Wahrnehmung. Frustrationen können auch zur Reflexion animieren. Dann realisiert man, dass alles, was geschieht, erstens neutral ist

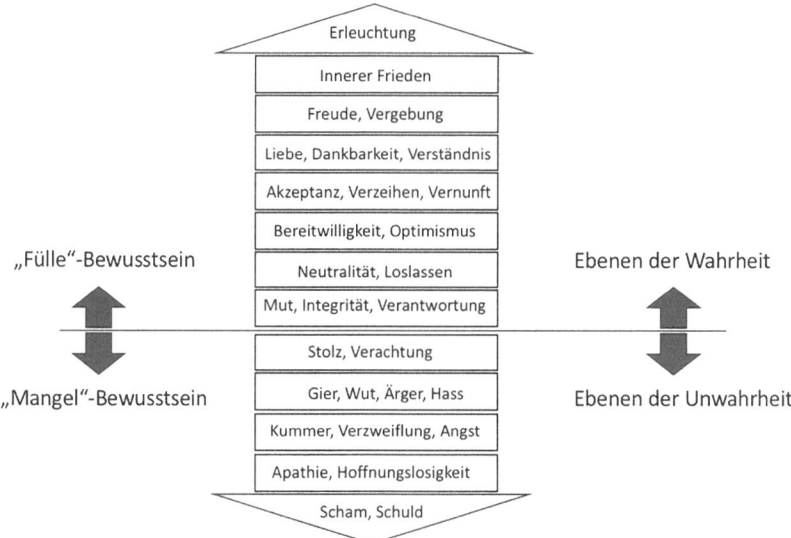

Abb. 3.2 Bewusstseinsskala nach David Hawkins

und zweitens eine Ursache und einen Sinn hat. Die Transformation ins „Fülle-Bewusstsein" fängt mit *Mut* an [33]. Man braucht Mut, um den eigenen Anteil an einer Situation zu erkennen und das Verhalten entsprechend zu verändern. Im „Fülle-Bewusstsein" weiss man, dass Leiderfahrungen dem persönlichen Wachstum dienen. Auf dieser Bewusstseinsebene versteht man die Zusammenhänge besser und fokussiert sich mehr auf Gestaltungsmöglichkeiten. Daher bezeichnet man diese Geisteshaltung auch als „Schöpfermodus" [33]. Das vorherrschende Paradigma lautet „*Geben* wollen". Die Grundstimmung ist optimistisch. Es fällt einem leichter, zu vergeben und loszulassen. Man wirkt auf andere Menschen transformativ. Erst im „Fülle-Bewusstsein" ist man zu *Begegnungen* fähig und auch bestrebt, die Zufriedenheit anderer Menschen zu steigern.

Doch warum verharren die meisten Menschen im „Mangel-Bewusstsein", wenn das „Fülle-Bewusstsein" viel lukrativer wäre? Das „Mangel-Bewusstsein" ist uns angeboren und wir wollen ja primär überleben. Dieser Modus fühlt sich daher vertraut an. Man zieht daraus auch seine Sekundärgewinne wie beispielsweise sozialer und materieller Erfolg. Daher sehen viele Menschen keine Notwendigkeit, etwas an ihrer Denkweise zu verändern. Um ins „Fülle-Bewusstsein" zu transzendieren, muss man die Komfortzone verlassen. Die Angst vor Ungewissem hindert uns oft daran. Die Angst ist zwar ein sinnvoller evolutionärer Schutzmechanismus, doch bei starker Ausprägung kann sie uns lähmen. Die übertriebene Angst rührt vom *Ego* her. Das *Ego* ist ein Abwehrmechanismus, der sich im Laufe unseres Lebens zur Vermeidung von emotionalem Schmerz entwickelt hat. Es fungiert als Bodyguard unseres verletzlichen *Selbst*. Das *Selbst* ist das unschuldige und gütige Wesen, das in uns allen innewohnt. Je verletzlicher das *Selbst* ist, desto stärker muss das *Ego* kompensatorisch werden. Klassische Manifestationen des *Egos* sind Angst, Groll, Gier, Neid, Selbstgefälligkeit, Verurteilungen, Schuldzuweisungen, Entwertungen, Projektionen, Selbstmitleid etc. Die Kehrseite der Schmerzvermeidung durch das *Ego* ist es, dass das *Selbst* nicht lernt, mit emotionalen Belastungen umzugehen. Dadurch bleibt das *Selbst* bedürftig und ständig auf das *Ego* angewiesen.

Im Kontext der Arzt-Patienten-Beziehung tritt das *Ego* typischerweise zum Vorschein, wenn Patienten, die sich nicht erwartungsgemäß verhalten, als „schwierig" etikettiert werden. Das *Ego* hat dabei das Problem anderswo identifiziert und fühlt sich dadurch entlastet und bestätigt. Es will um jeden Preis die Einsicht verhindern, dass das Verhalten des Patienten irgendetwas mit ihm selbst zu tun hat. Man entwickelt dann eine negative Einstellung, die man nonverbal und unbewusst vermittelt. Die unterschwellige Botschaft an solche Patienten lautet „Sie sind nicht in Ordnung." Die Folgen sind eine schlechte Kommunikation und Kontaktabbruch. Beide Faktoren prädisponieren für Beschwerden und Klagen [19]. Das *Ego* nutzt dann diese Beschwerden und Klagen als Ausrede, seinen Kurs beizubehalten. Bei manchen Ärzten häufen sich dann mit der Zeit solche „schwierigen" Patienten bis nahezu jeder Patient als „schwierig" erlebt wird. Eine solche Dynamik führt unter anderem dazu, dass sich 60 % aller Klagen auf nur 10 % der Ärzte verteilen [19]. Doch warum wird das *Ego,* das uns eigentlich in missliche Situationen bringt, zu selten hinterfragt? Die meisten Menschen haben das *Ego* nicht durchschaut. Das *Ego* meint es vordergründig gut mit uns. Es will uns ja vor emotionaler Belastung schützen. Das fühlt sich zunächst gut an. Allerdings führen egobasierte Handlungen auf Dauer immer zu *Trennungen* von anderen Menschen. Der Sekundärgewinn von Trennungen ist das Gefühl der Besonderheit und Überlegenheit. Man glaubt, die Wahrheit zu kennen. Wenn ein Patient die ärztliche Hilfe hinterfragt, ist man verführt zu denken, dass der Patient irrational handelt. Dabei stellt man sich über den Patienten. In Wirklichkeit ist es aber völlig in Ordnung, dass Patienten fachliche Zusammenhänge nicht verstehen. Zudem befinden sich Patienten oft in einer emotionalen Ausnahmesituation, die rationales Denken schwierig macht. Ärzte sind aber dazu da, medizinische Zusammenhänge so zu erklären, dass der Patient es erstens versteht und zweitens emotional annehmen kann. Wenn ein Patient es nicht annimmt, hängt es meist damit zusammen, dass er bei der Aufklärung nicht auf der *emotionalen* Ebene erreicht wurde. Eine emotionale Berührung ist nur auf Augenhöhe möglich. Im Gefühl der Besonderheit und Überlegenheit wirkt man abgehoben und unnahbar. In diesem Fall machen die Patienten innerlich zu.

Doch wie kann man sein Bewusstsein ins „Fülle-Bewusstsein" transformieren? Ich kenne leider kein allgemeingültiges Rezept. Als kleine Anleitung kann aber der *erfahrungsbasierte Lernzyklus* dienen (Abb. 3.3). Dementsprechend befindet sich jeder Mensch zunächst IN einer Situation. Um Lerneffekte zu erzielen, muss man zunächst AUS der Situation heraustreten. Damit distanziert man sich emotional vom Problem. Erst dann kann man ÜBER das Problem reflektieren.

In der Reflexion ÜBER das Problem beginnt die Erkennung von Mustern und Gesetzmäßigkeiten. In dieser Phase beginnt man, einen Bezug zur eigenen Biographie und zu Leben anderer Menschen herzustellen und eigene Theorien dazu zu entwickeln. Basierend auf diesen Erkenntnissen fängt die Vorbereitung FÜR eine neue Situation an. Wie gut man FÜR die nächste Situation vorbereitet ist, bestimmt letztlich wie wir uns IN der nächsten Situation zurechtfinden werden. Doch bei diesem Transformationsprozess steht uns oft das *Ego* im Weg. Das *Ego* kann nicht mit Widersprüchen und Andersartigkeit umgehen. Wenn die Realität nicht unseren Erwartungen entspricht, aktiviert sich das *Ego.* Es fängt an, Tatsachen zu verdrehen und die Schuld auf andere zu projizieren. Das *Ego*

Abb. 3.3
Erfahrungsbasiertes Lernen
nach David Kolb

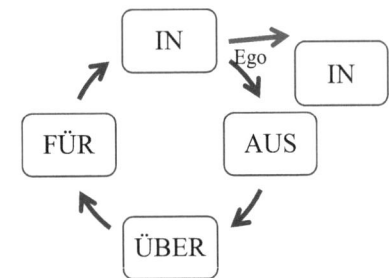

lässt uns immer nur IN der Situation verharren und verhindert den Lernzyklus
und damit unsere Weiterentwicklung (Abb. 3.3). Die Lösung liegt darin, sich des
Egos bewusst zu werden und sich von ihm zu distanzieren. Das *Ego* hat uns das
Überleben gesichert, aber es beschert uns nicht Zufriedenheit und Frieden. Man
kann gegen das *Ego* nicht ankämpfen, das wäre ja wieder eine Handlung aus
dem *Ego* heraus. Stattdessen sollte man mit ihm zusammenarbeiten. Wenn uns
das *Ego* eine bestimmte Perspektive souffliert, können wir darüber reflektieren.
Wir haben dann die Freiheit, trotzdem eine andere Perspektive einnehmen, die
uns dienlicher ist. Je mehr Perspektiven wir einnehmen können, desto leichter
gehen wir mit Widrigkeiten um.

▶ **Tipps**

- In welchem Bewusstseinszustand befinden Sie sich?
- Durchlaufen Sie Lernzyklen
- Arbeiten Sie mit Ihrem *Ego* zusammen
- Akzeptieren Sie Widersprüche
- Akzeptieren Sie Andersartigkeit
- Nehmen Sie neuen Perspektiven ein

3.4 Biopsychosoziales Modell und Spiritualität

Die Gesundheit ist unter dem Aspekt des biopsychosozialen Modells eine *erwor-
bene* Kompetenz des Organismus, „Störungen" *autoregulativ* zu bewältigen [10].
Die Gesundheit wird also ständig *vom Individuum selbst* „erschaffen" [10].
Die Rolle der Ärzte ist es, die Weichen für den Genesungsprozess zu stellen und die Patienten dabei unter Berücksichtigung der natürlichen Verläufe

zu unterstützen. Ein wesentlicher Aspekt des biopsychosozialen Modells ist die Rückkoppelung zwischen seelischen und körperlichen Prozessen. Gedanken und Emotionen beeinflussen körperliche Prozesse und umgekehrt [10]. Ein klassisches Beispiel aus der Augenheilkunde für diesen psychosomatischen Zusammenhang ist das Glaukom. Die Mehrheit der Menschen mit Glaukom zeigen eine erhöhte Stressempfindlichkeit [34]. Psychischer Stress beschleunigt die Progression diese Erkrankung. Ergänzende regelmäßige Anwendung von Entspannungstechniken wie autogenes Training kann nachweislich zur Verzögerung der Progression und Reduktion der medikamentösen Therapie führen [35]. Ähnliche Phänomene sind auch bei vielen anderen Erkrankungen beobachtbar. Man kann also Patienten mit Erkrankungen, die psychosomatisch moduliert werden, maßgeblich helfen, indem man sie zusätzlich zur medikamentösen oder operativen Behandlung auch auf der seelischen Ebene mitbehandelt. Dadurch erhöht man das Selbstwirksamkeitsgefühl der Betroffenen. Dazu muss man kein Psychotherapeut sein. Es genügt, ein gutes Verhältnis zu diesen Patienten aufzubauen und sie über die vielfältigen Möglichkeiten der positiven Eigenbeeinflussung der vorliegenden Erkrankung aufzuklären. Viele Menschen mit chronischen Erkrankungen bringen erstaunlich viel Eigenmotivation dafür mit.

Die Bedürfnisse der Patienten nach *umfassender Aufklärung, Partizipation* und *Mitteilung des subjektiven Erlebens der Erkrankung* entspringen dem menschlichen Streben nach dem *Kohärenzgefühl,* das wir für die *Salutogenese* brauchen [36]. Das *Kohärenzgefühl* beinhaltet drei Aspekte: *Verstehbarkeit* (=Erkennen und Verstehen von Zusammenhängen), *Machbarkeit* (=Überzeugung, das eigene Leben gestalten zu können) und *Sinnhaftigkeit* (=der Glaube an den Sinn einer konkreten Situation oder des Lebens im Allgemeinen) [36]. Der Wunsch nach umfassender Aufklärung und Partizipation entsprechen der *Verstehbarkeit* und *Machbarkeit.* Die *Sinnhaftigkeit* von Erkrankungen zu erkennen ist am schwierigsten. Patienten suchen oft in Gesprächen mit Ärzten nach Antworten auf ihre Sinnfragen. Und das ist auch richtig, denn Ärzte sind nach dem biopsychosozialen Modell nicht nur *Problemlöser* (=Behandler im engeren Sinn), sondern auch *Begleiter* und *Katalysatoren* [10]. Mit *Katalysatoren* ist gemeint, dass Ärzte das persönliche Wachstum der Patienten fördern. In der Praxis kann man dieses Modell so anwenden: Patienten werden über die vorliegende Diagnose und deren Entstehungsvorgang (Genetik, Umwelteinflüsse, Lebensgewohnheiten etc.) umfassend aufgeklärt. Anschließend werden ihnen die Möglichkeiten der Eigenbeeinflussung der Erkrankung dargelegt. Beim Sinnfindungsprozess können Ärzte die Patienten unterstützen, indem sie *Begegnungen* schaffen. Dadurch fühlen sich Patienten angenommen und wertgeschätzt, was eine heilsame Selbstachtung fördert [37]. Bei diesem Prozess kann Spiritualität hilfreich sein. Menschen, die an

„etwas Höheres" glauben und darauf vertrauen, dass alles, was ihnen widerfährt, einen Grund hat, gehen leichter mit ihrem Schicksal um [38]. Die damit einhergehende Reduktion von Stress führt zur Reduktion von Blutdruck, Verbesserung der Immunität und letztlich zur Verringerung der Sterberate [39, 40]. Die genauen Mechanismen dahinter sind nicht bekannt. Doch was ist eigentlich Spiritualität? Unter Spiritualität versteht man etwas Nichtmaterielles, was den Menschen Sinn, Verbundenheit, Hoffnung und Kraft gibt [38]. Spiritualität ist unabhängig von der Religion und umfasst den Glauben an „etwas Höheres", an Werte, Einstellungen, zwischenmenschliche Beziehungen oder Beziehung zu Gott [38]. Menschen finden Zuflucht in der Spiritualität, wenn sie schmerzhaft erkennen müssen, wie komplex und wenig kontrollierbar das Leben ist. Die Bedeutung der Spiritualität zeigt sich vor allem auch bei Patienten mit chronischen Erkrankungen. Diese Patienten suchen nämlich intensiv nach Wegen, mit ihrer Erkrankung umzugehen. Zu diesem Zweck wurde eine „spirituelle Anamnese" entwickelt, bei der die Patienten gezielt nach Glauben, Überzeugungen, diversen Kraftquellen etc. befragt werden [38]. Solche Gespräche entlasten die Patienten auf der psychischen Ebene und verbessern ihren Umgang mit der eigenen Erkrankung [38]. Solche spirituellen Gespräche eignen sich ideal im Rahmen der regelmäßigen Kontrollen [38]. Dabei spielt die Dauer der Gespräche eine untergeordnete Rolle, solange man als Arzt Interesse zeigt, wie der Patient seine Erkrankung erlebt, was er für ursächlich hält und welche Auswirkungen die Erkrankung auf sein Leben hat [38]. Obwohl das Bedürfnis nach Spiritualität erst im „höheren" Alter zunimmt, wären interessanterweise auch junge Ärzte gerne bereit, spirituelle Aspekte in ihre Arbeit einzubauen [38]. Allerdings beklagen sie, dass ihnen im Klinikalltag oft die Zeit dafür fehlt [38].

▶ **Tipps**

- Berücksichtigen Sie, dass es bei nahezu jeder Erkrankung einen psychosomatischen Zusammenhang gibt
- Begleiten Sie die Patienten oder sorgen Sie in komplexen Fällen dafür, dass die Patienten psychologische Begleitung bekommen
- Fördern Sie ergänzende Maßnahmen wie Entspannungsübungen, Ernährungsumstellung etc.
- Fördern Sie in Gesprächen mit chronischen Patienten die Suche nach dem Sinn der Erkrankung
- Lassen Sie auch Spiritualität im Klinikalltag zu

3.5 Dramadreiecke verlassen

Ein häufiges Phänomen im Gesundheitswesen ist die Formation eines *Dramadreiecks* zwischen Ärzten, Patienten und der Erkrankung (Abb. 3.4). Das Dramadreieck beruht auf der Transaktionsanalyse [41].

Ein *Dramadreieck* entsteht, wenn Patienten sich als *Opfer* positionieren und Ärzte damit in die *Retterrolle* drängen. Diese Rollenübernahmen erfolgen unbewusst. Der Erkrankung wird die fiktive Rolle des *Angreifers* zugeschrieben. In dieser Konstellation übernimmt die Pharma- bzw. Medizinprodukte-Industrie die Rolle des *„guten Kameraden"*, der den *Rettern* die nötigen Waffen für den Kampf gegen den *Angreifer* in Form von Medizinprodukten oder Medikamenten liefert. Die Industrie hält ständig Ausschau nach notorischen Rettern, die sie als *Key Opinion Leader* bezeichnen und mit ihren teuren Waffen für den Krieg mit Krankheiten ausrüsten. Key Opinion Leader sind meist charismatische Fachexperten, die möglichst viele Gefolgsleute mitreißen sollen. Zunächst fühlt sich jeder im Dramadreieck wohl, weil ihnen die eingenommenen Rollen vertraut sind und alle Beteiligten ihre Sekundärgewinne daraus ziehen. *Retter* haben die Gelegenheit, sich überlegen und unentbehrlich zu fühlen, während *Opfer* ohne Anstrengung Hilfe und Aufmerksamkeit bekommen. Das Dramadreieck funktioniert solange bis die verdeckten Bedürfnisse der Beteiligten befriedigt werden. Nachdem des Dramadreiecks auf dem „Mangel-Bewusstseins" aller Beteiligten beruht, können die verdeckten Bedürfnisse nicht auf Dauer ausreichend befriedigt werden, sodass das Dramadreieck zusammenbricht. Dann kommt es plötzlich zu Rollenwechseln und damit zum Vertrauensbruch. *Retter* erwarten sich nämlich unterbewusst Gegenleistungen wie Anerkennung, Dankbarkeit, Loyalität etc. Nachdem diese Gegenleistungen der Opfer ausbleiben bzw. nicht im ausreichenden Maß erfüllt werden, fühlen sich die *Retter* ausgenutzt und werfen dann den *Opfern* Undankbarkeit vor. In diesem Fall mutieren die *Retter* zu *Angreifern*. Wenn *Retter* resignieren, weil sie sich ausgenutzt fühlen, werden sie zu *Opfern* und die ursprünglichen *Opfer* zu *Angreifern*.

Abb. 3.4 Dramadreieck nach Stephan Karpman

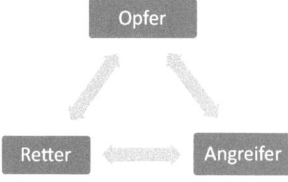

Ein typisches Beispiel solcher Dynamiken ist das im Gesundheitswesen häufig anzutreffende *Helfersyndrom*. Das *Helfersyndrom* basiert eigentlich auf guten Eigenschaften wie Empathie, Gewissenhaftigkeit und guten Absichten. So lange man beim Helfen die eigenen körperlichen und psychischen Grenzen sowie die Grenzen der anderen achtet, und ohne Erwartung einer Gegenleistung, also bedingungslos, hilft, ist das Helfen eine Wohltat. Gesundes Helfen sollte sich mühelos und stimmig anfühlen. Das *Helfersyndrom* basiert aber auf dem unterbewussten Wunsch, durch das Helfen die Bedürfnisse nach Anerkennung, Dank und Zugehörigkeit gestillt zu bekommen. Ein weiteres verdecktes Motiv ist die Flucht vor eigenen Problemen. Das Leid anderer spiegelt das eigene verdrängte Leid. Menschen mit Helfer-Syndrom wollen daher unterbewusst das Leid anderer verhindern, um ihr eigenes Leid nicht spüren zu müssen. Letztlich mündet das Helfersyndrom in Aufopferung, Frustration und Erschöpfung. Dabei wird aber auch der Hilfeempfänger geschädigt. Aufgezwungene Hilfe verletzt nämlich bei Hilfeempfängern das Bedürfnis nach Autonomie. Zudem vermittelt der Helfer nonverbal Botschaften wie „ohne fremde Hilfe schaffst Du es nicht" oder „du musst Dich auch aufopfern wie ich". *Retter* fördern Unselbständigkeit und wechselseitige Abhängigkeiten. Dadurch drängt man die Hilfeempfänger unbewusst immer tiefer in die Opferrolle. *Opfer* hingegen neigen dazu, ihre Fähigkeiten und Ressourcen unreflektiert zu unterschätzen. Dadurch strahlen sie Bedürftigkeit aus, die die gewohnheitsmäßigen *Retter* unterbewusst aktivieren. Die verdeckten Motive der *Opfer* sind, sich der Verantwortung zu entziehen, sich nicht mit eigenen Schwächen konfrontieren zu müssen und das Umfeld zu manipulieren. Charakteristisch für solche Menschen ist es, dass sie sich lieber beklagen als nach Lösungen suchen. Der nachteilige Effekt dieser Opferhaltung ist das quälende Gefühl, nicht das Leben zu leben, das man eigentlich leben möchte. Das Dramadreieck endet immer in einem Zerwürfnis und damit in einem Verlust für alle Beteiligten.

Ein lukratives Ziel ist es, das *Dramadreieck* in ein *Gewinnerdreieck* zu transformieren. Im Gewinnerdreieck herrscht *Ebenbürtigkeit*. Damit die Transformation gelingt, muss sich jeder Beteiligte zunächst seiner Rollenanfälligkeit und der verdeckten Motive bewusst werden. Dann erkennt man die entsprechenden Rollenangebote schneller und kann mit Zurückhaltung reagieren. Wenn man beispielsweise spürt, dass sich der *Retter* in einem aktiviert, kann man sich selbst fragen *„warum helfe ich?", „ist die geleistete Hilfe für den anderen passend?", „habe ich die Einwilligung zum Helfen erhalten?", „helfe ich bedingungslos?"* etc. Eine weitere Möglichkeit für notorische Retter ist es, ihre „irrationalen" und stressauslösenden Paradigmen zu hinterfragen und in „rationale" und entlastende Paradigmen umzudeuten (Tab. 3.1).

Tab. 3.1 Paradigmen in Bezug auf Patientenversorgung (betrifft nicht Notfallsituationen)

„Irrationale" Paradigmen	„Rationale" Paradigmen
Ich muss helfen	Ich biete Hilfe an
Patienten müssen sich helfen lassen	Patienten müssen meine Hilfe nicht annehmen
Patienten müssen tun, was ich ihnen sage	Patienten dürfen ängstlich, misstrauisch, uneinsichtig und abweisend sein
Ich weiß, was für Patienten gut ist	Patienten dürfen an der Behandlung teilhaben
Mein Zugang ist nicht diskutierbar	Ich bin bereit, Kompromisse einzugehen
Ich muss alles alleine lösen	Ich hole mir bei Bedarf Hilfe

Es ist hilfreich, „Probleme" aus mehreren Perspektiven bewerten zu können. Es lassen sich auch selten rasche und elegante Lösungen finden. Oft kann man nur einen Teil, aber nicht das gesamte Problem lösen. Letztlich muss man auch lernen, mit dem Unveränderbaren Frieden zu schließen. Ein Dichter sagte einmal treffend: „Du kannst alle Blumen abschneiden, aber nicht den Frühling verhindern". Die meisten Menschen leiden an einer Kontrollillusion. In der Medizin wird viel investiert, um diese Illusion aufrechtzuerhalten. Langfristig können wir nicht die Welt nach unseren Vorstellungen gestalten. Die Realität ist das Produkt unserer Pläne multipliziert mit dem Faktor X. Was dieses X ist, wissen wir nicht. Unsere Aufgabe ist es, einen konstruktiven Umgang mit den Widrigkeiten des Lebens zu finden. Im klinischen Setting bedeutet das, dass Ärzte nicht allen Patienten medizinisch helfen können, aber sie können sie menschlich begleiten und ihr persönliches Wachstum und ihre Resilienz fördern. In solchen Situationen werden beide Seiten Ohnmachtsgefühle erleben. Nachdem die meisten Menschen nicht gelernt haben, mit Ohnmacht umzugehen, wird dabei Wut entstehen und die Schuld auf andere projiziert. Patienten werfen in solchen Situation Ärzten und der Medizin vor, unfähig zu sein oder sie verpfuscht zu haben. Entlastend wirkt dabei, dass sich die Patienten immer auf Ihre Rolle als Arzt beziehen und niemals auf Sie als Person. Ärzte neigen dazu, kausale Schuld-Zusammenhänge zwischen dem Verhalten der Patienten und ihrer Erkrankung zu bilden, ohne das komplexe Zusammenspiel zwischen Umwelteinflüssen und der genetischen Konstellation, multipliziert mit dem eben erwähnten Faktor X, zu berücksichtigen.

Diese neue innere Haltung wird gewohnheitsmäßige Opfer zunächst irritieren. Menschen sehen gerne andere in ihren gewohnten Rollen. Wir können dieser Erwartungshaltung trotzen, indem wir unsere neue Position trotz aller

Manipulationsversuche behalten. Ihre Beharrlichkeit wird bei Menschen mit Opferbewusstsein Denkprozesse anregen. Potenziellen Opfern ist am besten geholfen, wenn man ihnen beibringt, sich selbst zu helfen. Sie werden dabei erkennen, dass sie mehr Fähigkeiten und Ressourcen haben als ihnen bewusst war. Sie werden auch lernen, dass Fehler unumgänglich sind, dass man sich diese verzeihen muss und aus ihnen lernen kann. Die dabei gewonnenen Erfolgserfahrungen werden die *Opfer* innerlich stärken und zu einem selbstbestimmteren Leben ermutigen.

Manche Patienten glauben aber, dass Aufopferung ein Teil des Arztseins ist und dass die Ärzte sie im Krankheitsfall „wiederherstellen" können. Von Ärzten werden zwar laut § 1299 ABGB überdurchschnittliche Kenntnisse und überdurchschnittlicher Fleiß erwartet, aber nicht das Unmögliche. Ärzte sind laut § 49 ÄrzteGesetz nicht zur Heilung oder Erfüllung der Patientenwünsche verpflichtet, sondern zur fachgerechten und sorgfältigen Ausübung ihres Berufs. Ärzte legen nur die Weichen für die Genesung. Die Genesung selbst vollzieht die Natur (*„medicus curat, natura sanat"*, Hippokrates). Verlust des Realitätssinns und Aktionismus in diesem Zusammenhang sind fehl am Platz. Beim Genesungsprozess spielen auch die Patienten eine entscheidende Rolle. Sie sind nämlich zur Mitwirkung und Duldung von Behandlungen verpflichtet. Wenn Patienten ihre Pflichten verletzen und so den Behandlungserfolg vereiteln, stehen die Ärzte nicht in der Haftung. Etwa die Hälfte der Patienten mit chronischen Erkrankungen befolgt beispielsweise die Ratschläge der Ärzte nicht und nimmt die verschriebenen Medikamente nicht ein. Das Hauptmotiv, die Medikamente nicht einzunehmen, ist die Abwehr der Krankheitseinsicht. In diesen Fällen kann man als Arzt reflektieren, ob man diese Patienten adäquat aufgeklärt hat, beim Begleitprozess auf der emotionalen Ebene angesprochen hat und die Krankheitseinsicht bzw. die Sinnsuche ausreichend gefördert hat.

▶   **Tipps**

- Identifizieren Sie Ihre bevorzugte Rolle im Dramadreieck
- Weigern Sie sich, im Dramadreieck mitzuspielen
- Bilden Sie stattdessen ein Gewinnerdreieck
- Hinterfragen Sie Ihre „irrationalen" Paradigmen und deuten Sie diese in „rationale" Paradigmen um
- Werden Sie sich auch der Pflichten der Patienten bewusst

Arbeitszufriedenheit

4

Die Arbeitszufriedenheit der Ärzte ist ein wesentlicher Qualitäts- und Sicherheitsfaktor in der Patientenversorgung [17, 18]. Unzufriedenheit am Arbeitsplatz reduziert nämlich die Patientensicherheit, führt zu Effektivitäts- und Effizienzverlusten und zur Verschlechterung der Kommunikation mit Patienten [17, 18]. Der letzte Aspekt ist von besonderer Bedeutung, weil sich ein schlechtes Arzt-Patienten-Verhältnis rückkoppelnd negativ auf die Arbeitszufriedenheit auswirkt [17, 18].

Die Arbeitszufriedenheit variiert im Laufe des Berufslebens und ist abhängig vom beruflichen und persönlichen Entwicklungsstadium. Das Persönlichkeitsentwicklungsmodell von Johann Pestalozzi (1746–1827) eignet sich sehr gut für die Illustration der beruflichen und persönlichen Entwicklungsstadien (Abb. 4.1).

Am Anfang des Berufslebens befindet man sich in der Phase „Hand". Hier steht das Erlernen von beruflichen Fertigkeiten und die berufliche Absicherung im Vordergrund. Das persönliche Ziel in dieser Phase ist *Über*leben. In dieser Phase ist man voller Idealismus, die Arbeitszufriedenheit ist hoch.

Ist die Entwicklung zum Experten vollzogen, kommt man in die Phase „Kopf". In dieser Phase verfügt man über berufliche Sicherheiten wie etwa ein gefragtes Spezialwissen, einen unbefristeten Vertrag etc. Mit dem Gefühl der Sicherheit entwickelt sich aber auch eine *Anspruchshaltung*. Das *Nehmen* steht dann im Vordergrund und „*mehr*" wird als Ziel definiert. Nachdem die Forderungen naturgemäß nicht im ausreichenden Maß erfüllt werden können, kommt es zu Frustrationserlebnissen. Man fühlt sich zunehmend ausgenutzt. Auch wenn man in dieser Phase beruflich aufsteigt oder mehr Gehalt bekommt, steigt die Arbeitszufriedenheit nur vorübergehend an. Irgendwann erreicht die Arbeitszufriedenheit

D. Ivastinovic, *Mehr Patientenzufriedenheit - mehr Arbeitszufriedenheit*, essentials, https://doi.org/10.1007/978-3-662-72089-9_4

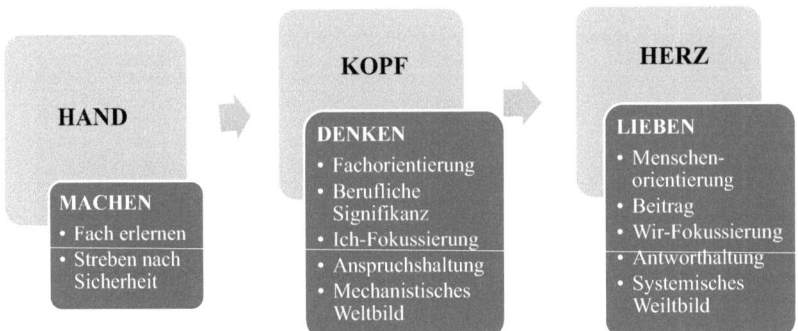

Abb. 4.1 Persönlichkeitsentwicklungsmodell nach Johann Pestalozzi

den Tiefpunkt. Viele entscheiden sich dann „in die Ordi" zu gehen. Nach einer initialen Begeisterung über die eigenen Gestaltungsmöglichkeiten, holt einen bald die Unzufriedenheit ein. Diese wird dann meist durch Gewinnmaximierung kompensiert. Manche bleiben aber trotz ihrer Frustrationen dort, wo sie sind, und holen sich ihre Sekundärgewinne durch das Konterkarieren des Systems, in dem sie arbeiten. Das Gefühl der Machtlosigkeit wird kompensiert indem man sich über die geltenden Regeln stellt. Verwarnungen und Entlassungen betreffen hauptsächlich Menschen in der Phase „Kopf". Menschen mit entsprechender Selbstreflexion schaffen stattdessen die Transzendenz in die Phase „Herz".

In der Phase „Herz" hat sich das Fachwissen so weit verdichtet, dass man mehr Aspekte des Berufs wahrnehmen kann. Nun rückt der Mensch mit seinen individuellen Bedürfnissen in den Vordergrund, was auf die Patienten einen positiven Eindruck macht. Man entwickelt eine Leidenschaft für den Beruf und fühlt sich nicht mehr ausgenutzt. Man gibt sich dem Beruf *hin* statt für ihn *her.* Man erlebt sich als Teil eines größeren Ganzen und will seinen Beitrag leisten. Man realisiert, dass man nur ein Teil eines unsichtbaren Geflechts von zwischenmenschlichen Beziehungen und Verbindlichkeiten ist (=Interdependenz) [42]. Man arbeitet nicht mehr *mit*einander, sondern *für*einander. In dieser Phase steht das *Geben* im Vordergrund. Selbstpromotion und Geld werden immer unwichtiger. Menschen auf dieser Entwicklungsstufe können auf lukrative Gehälter anderswo verzichten, weil ihnen die Erfüllung der eigenen Mission wichtiger ist. Hier befindet sich die Arbeitszufriedenheit am höchsten Niveau.

Der ärztliche Beruf ist einer der anspruchsvollsten Berufe. Für dessen Ausübung ist einerseits überdurchschnittliches Fachwissen notwendig und andererseits trägt die zwischenmenschliche Dimension entscheidend zum Erfolg und zur Erfüllung bei. Doch diese zwischenmenschliche Dimension muss erst im Laufe des Berufslebens – meist ohne Anleitung – mühsam erlernt werden. Daher ist es nicht verwunderlich, dass sich ca. 50 % der Ärzte überlastet fühlen [43]. In den letzten 10 Jahren ist dieser Anteil um 10 % gestiegen [43]. Etwa 25 % der klinisch tätigen Ärzte über 50 Jahre wollen sogar nicht mehr klinisch tätig sein [44]. Die erste Manifestation der chronischen Überforderung ist das Ärgern über Patienten [43].

Die meisten überlasteten Ärzte sehen die Lösung in einer besseren Work-Life-Balance [43]. Dazu gehören mehr Zeit für sich, für die Familie, für Freunde, mehr Bewegung und mehr Schlaf [43]. Etwa 10 % der überlasteten Ärzte zieht sogar eine berufliche Neuorientierung abseits der Medizin in Erwägung [44]. Nur etwa ein Viertel der Betroffenen sieht die potenzielle Lösung in sich selbst und ist bereit, professionelle Hilfe in Anspruch zu nehmen [43, 45]. Die am häufigsten gesetzte *Maßnahme* gegen die Überlastung ist die Reduktion des Beschäftigungsausmaßes [43]. Am zweithäufigsten wird *nichts* unternommen [43]. Am seltensten wird ein offenes Gespräch mit Vorgesetzten und Kollegen über Entlastung am Arbeitsplatz und Optimierung des Arbeitsflusses gesucht [43]. Der Grund dafür ist die Scham bzw. Angst, dass die eigenen Fähigkeiten und Kompetenzen infrage gestellt würden [43].

4.1 Ursachen der Arbeitsunzufriedenheit

Die Ursachen der Unzufriedenheit am Arbeitsplatz sind vielschichtig. Einerseits spielt die faktische Arbeitsbelastung eine Rolle und andererseits die subjektive Wahrnehmung und die eigenen Coping-Strategien [18, 46]. Als häufigste Ursachen werden lange und unflexible Arbeitszeiten, zunehmende administrative Tätigkeiten, zu hoher Patientendurchfluss, fehlende Wertschätzung, zu wenig Autonomie, schlechte Führung und zu geringe Entlohnung genannt [43, 47]. Der letzte Aspekt ist interessant, weil Ärzte in nahezu jedem Land zu Top-Verdienern gehören. Trotzdem sind nur etwa 30 % der Ärzte mit ihrem Gehalt zufrieden [48]. Hierbei dürfte es sich um ein übernommenes Narrativ handeln, denn die Mehrheit der überlasteten Ärzte würde sogar finanzielle Abschläge für eine Entlastung in Kauf nehmen [45, 48].

4.2   Burnout

Findet man keinen Ausweg aus der Arbeitsunzufriedenheit kulminiert sie in einem *Burnout*. *Burnout* ist definiert als eine körperliche und emotionale Erschöpfung in Kombination mit verringerter Leistungsfähigkeit [47]. Erstmals beschrieben wurde es vom Psychoanalytiker Freudenberger im Jahr 1974. Freudenberger bemerkte, dass initial hochmotivierte Sozialarbeiter ungefähr ein Jahr nach ihrer Anstellung auffällig oft psychisch zusammenbrachen. Das Burnout steht aber erst am Ende eines langen Prozesses bestehend aus unterschiedlichen Stadien (Abb. 4.2) [49].

Der Beginn des Burnouts wird paradoxerweise durch *Begeisterung* eingeläutet (Phase „Hand"). Das ist eigentlich nachvollziehbar, denn ausbrennen kann nur etwas, was gebrannt hat. In der Phase der *Begeisterung,* etwa beim Einstieg ins Berufsleben, zeigt man vermehrtes Engagement. Man leistet freiwillig mehr als notwendig und unterstützt andere. Dabei werden weder die Arbeit noch die Kollegen infrage gestellt. Die Arbeit wird in dieser Phase zunehmend zum Lebensinhalt. Dieses Verhalten wird sozial geschätzt und motiviert im Sinne einer positiven Verstärkung zu noch mehr Engagement. Allerdings werden dadurch die eigenen Bedürfnisse übergangen. Der Sympatikus übernimmt die Überhand, sodass Entspannung immer schwerer fällt, auch an freien Tagen und im Urlaub. Man verliert durch die Übermüdung zunehmend die Kontrolle und es häufen sich Fehler, Misserfolge und Enttäuschungen. Das aufkeimende Gefühl der Unzulänglichkeit schmerzt und motiviert gleichzeitig zu noch mehr Engagement. Die zunehmend häufiger auftretenden Frustrationserlebnisse führen zur *Stagnation*. In diesem Stadium machen sich Müdigkeit und Antriebslosigkeit bemerkbar. Das Bedürfnis nach Distanz nimmt zu und mündet langsam im inneren Rückzug. Das Verhalten wechselt zwischen aggressiv und depressiv und wird von Außenstehenden sichtbar. Trotz der Aggressivität versucht man Konflikte zu vermeiden bzw. zu verdrängen, weil einem die Klarheit, der Wille und letztlich die Kraft zur Konfrontation fehlt. Stattdessen projiziert man unausgesprochen die Schuld auf andere und nimmt sich als Opfer wahr. Langsam schwappen die Probleme am Arbeitsplatz auch auf das Privatleben über. Man

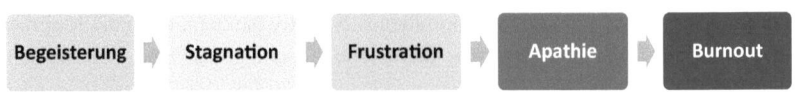

Abb. 4.2 Entstehungsprozess von Burnout nach Edelwich & Brodsky

kann keine Freude mehr empfinden, auch wenn sich das private Umfeld bemüht. Der Fokus wird immer mehr auf das Negative gelegt. Auf Dauer wird dieses Verhalten für das Umfeld anstrengend, wodurch man auch privat marginalisiert wird. Diverse psychosomatische Zeichen wie Schlafstörungen, Rückenschmerzen, Verdauungsstörungen und Infektanfälligkeit machen sich bemerkbar. Körperlich und psychisch geschwächt rutscht man an diesem Punkt in die *Frustration*. In diesem Stadium kommt es zu einer völligen Desillusionierung. Der Fokus wird nur noch auf das Negative gelegt. Der Beruf selbst bzw. die eigene Berufswahl werden infrage gestellt. Der Arbeitgeber, die Vorgesetzten und Kollegen werden zunehmend zur Zielscheibe der Kritik. Zur Reizbarkeit und der Aggressivität gesellen sich noch Selbstmitleid und Sarkasmus dazu. Hinter dieser Fassade steckt aber das Gefühl, über all die Zeit ausgenutzt worden zu sein. Obwohl man sich Anerkennung für die bisherige Aufopferung erwartet, wird man ironischerweise wegen der bereits manifesten Teamunfähigkeit marginalisiert. Man fühlt sich gekränkt, wird noch mürrischer, misstrauischer und ängstlicher. Man entwickelt Fluchtfantasien. Die abnehmende Konzentrationsfähigkeit und damit verbundene Fehleranfälligkeit führen dazu, dass die Patienten sich immer mehr beschweren, klagen oder sogar Gewalt ausüben.

Wenn Sie sich soeben erkannt haben, seien Sie unbesorgt! Wir alle pendeln zwischen *Begeisterung* und *Frustration*. Die Negativspirale lässt sich im Stadium der Frustration noch unterbrechen. Der *point of no return* ist erst das nächste Stadium, die *Apathie*. In diesem Stadium hat man zu viele Warnsignale übersehen und keine passenden Lösungskompetenzen aufgebaut. Die Apathie ist charakterisiert durch einen signifikanten Leistungsabfall, Ohnmachtsgefühle und Hoffnungslosigkeit. Selbst einfache Tätigkeiten werden schwer bewältigbar. Die Fehleranfälligkeit erreicht ungeahnte Dimensionen. Man wird zunehmend zur Gefahr für sich und andere. Aufgrund der bisherigen negativen Erfahrungen und Rückmeldungen nimmt auch die Entscheidungsfähigkeit ab. Man rutscht in eine „gelernte Hilflosigkeit" hinein, sodass man am Arbeitsplatz nirgends mehr einsetzbar wird. Auf der körperlichen Ebene verstärken sich die psychosomatischen Beschwerden bzw. Erkrankungen. Auf die Apathie folgt dann schließlich das *Burnout*. Hier geht gar nichts mehr. Einfache Tätigkeiten werden zu unüberwindbaren Hindernissen. Professionelle Hilfe ist hier unumgänglich.

In den USA leiden etwa 30 % der Spitalsärzte an „Burnout-Symptomen", definiert als Symptome der Phasen *Stagnation* und *Frustration* [43]. Die Altersgruppe zwischen 35 und 45 Jahren ist dabei am häufigsten betroffen [43]. In Österreich haben etwa 50 % der Ärzte „Burnout-Symptome" und 10 % sind eigenem Empfinden nach bereits im Burnout [50].

Die Ursachen des Burnouts sind vielschichtig und komplex. Das Burnout basiert auf einer Kombination von *äußeren Stressfaktoren* und *Persönlichkeitsmerkmalen* [47]. Typische äußere Stressfaktoren sind lange und unflexible Arbeitszeiten, überbordende administrative Tätigkeiten, hoher Patientendurchfluss, fehlende Wertschätzung vom Arbeitsumfeld, wenig Autonomie und geringe Entlohnung [43]. Wertekonflikte, Rollenunklarheiten und Unzufriedenheit mit dem Führungsstil der Vorgesetzten befeuern noch den Prozess [43, 47]. Typische Persönlichkeitsmerkmale der Betroffenen sind hohe Belohnungserwartungen, ausgeprägte Problemfokussierung, Perfektionismus, *passive* Coping-Strategien, emotionale Instabilität, ausgeprägte Fokussierung auf Eigeninteressen und Ignorieren eigener Belastbarkeitsgrenzen [47].

4.3   Steigerung der Arbeitszufriedenheit

Die Arbeitszufriedenheit zu steigern ist ein komplexer Vorgang, der Veränderungen auf mehreren Ebenen bedarf. Auf der *institutionellen* Ebene können Verbesserungen der Ablauforganisation, kompetenzangepasste Aufgabenverteilung, wertschätzendes Betriebsklima, Gehaltsanpassungen etc. zur Entlastung führen [51–54]. Allerdings halten diese Effekte nicht lange an. Auch die Reduktion des Beschäftigungsausmaßes wirkt nicht lange protektiv. Nachhaltige Effekte lassen sich nur erzielen, wenn gleichzeitig auf der *individuellen* Ebene persönliche Ressourcen gestärkt werden. Das Kennen der eigenen Ressourcen ist der erste Schritt Richtung Resilienz. Ein Vogel hat beispielsweise keine Angst, dass der Ast, auf dem er sitzt, bricht, weil er weiß, dass er jederzeit davonfliegen könnte. Menschen mit starken persönlichen Ressourcen sind unabhängiger und widerstandsfähiger. Ein hohes fachliches Kompetenzniveau ist beispielsweise eine starke persönliche Ressource. Patienten nehmen diese unbewusst wahr und goutieren sie. Bei der Kompetenzaneignung ist nicht nur eine Verbreiterung und Vertiefung des Fachwissens (=Joblargement) wichtig, sondern auch eine Ergänzung des Fachwissens um rechtliche, ökonomische, psychosoziale, ethische Aspekte etc. (=Jobenrichment) [55]. Auf diese Weise erweitern sich die Wahrnehmungshorizonte. Zusätzlich zur fachlichen Kompetenz lohnt sich die Stärkung der sozialen Kompetenzen durch Kommunikation-, Selbstmanagement-, Resilienz-, Achtsamkeits-Trainings etc. [51–54]. Die fachliche Entwicklung gleicht einer Vorwärtsbewegung mit einem Fuss. Die Stärkung der sozialen Kompetenzen symbolisiert den zweiten Schritt mit dem anderen Fuss. Fokussiert man sich nur auf die fachliche Entwicklung wird der erste Schritt zwar immer größer, aber nur mit dem zweiten Schritt kommt man vorwärts.

Abb. 4.3 Model zur
Verbesserung der
Work-Life-Balance nach
Peseschkian

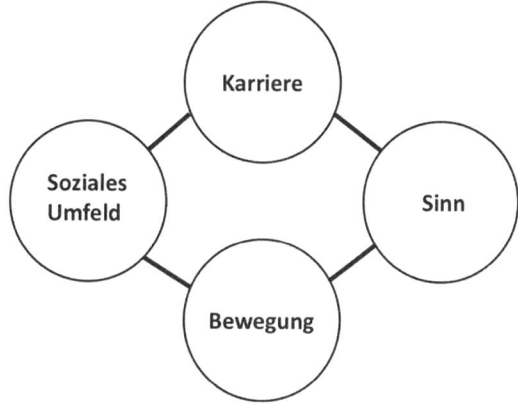

Ist ein gewisses Niveau an fachlichen und sozialen Kompetenzen erreicht,
lohnt es sich die eigene Work-Life-Balance einzuschätzen (Abb. 4.3).

Das Leben besteht nämlich aus mehreren Komponenten, die in Balance kommen wollen (Abb. 4.3). Der Beruf ist für uns alle wichtig. Er gibt uns Sicherheit
und Struktur. Zufriedenheit wird man aber nur dann erlangen, wenn parallel dazu
auch andere Lebensbereiche gestärkt werden. Dazu gehören ein stabiles soziales Umfeld (Familie, Freunde, ein soziales Netzwerk etc.) sowie die Förderung
der körperlichen Gesundheit (Bewegung, gesunde Ernährung, ausreichend Schlaf
etc.). Am Anfang des Berufslebens ist für die Arbeitszufriedenheit die Balance
zwischen diesen drei Komponenten ausreichend. Für eine langfristige Arbeitszufriedenheit muss der *Sinn* gefunden werden [46]. Die *Sinn*fragen tauchen meist
gegen Mitte der beruflichen Laufbahn auf. Zunächst melden sie sich ganz leise.
Unbeantwortet werden sie aber immer lauter bis sich alles um sie zu drehen
beginnt. Die Schwierigkeit besteht darin, dass man sie nicht mit dem Verstand,
sondern nur mit dem Herzen beantworten kann. *Sinn*fragen fangen mit „*wozu*"
an: *wozu* habe ich Medizin studiert? *wozu* stehe ich jeden Tag auf? *wozu* nehme
ich die Entbehrungen des ärztlichen Lebens auf mich? *Sinn* erlebt man nur dann,
wenn man im Einklang mit seinen eigenen Werten und Motiven lebt und handelt. Dies setzt voraus, dass man die eigenen Werte und Motive kennt. Seiner
Werte und Motive wird man sich durch die Beantwortung der Frage „wofür
stehe ich?" bewusst. Dabei spielt die „Reife" der Werte und Motive eine entscheidende Rolle. „Unreife" Werte und Motive wie etwa den Erwartungen der
Eltern zu entsprechen, Selbstprofilierung, Bereicherung etc. können nachhaltig
nicht zufriedenstellen, weil sie aus einem „Mangel-Bewusstsein" entspringen.

Der inhärente Sinn eines jeden Berufs ist es, anderen Menschen zu helfen und einen Beitrag zum Wohl der Gesellschaft zu leisten. Diese innere Haltung entspringt aus dem „Fülle-Bewusstsein". Geklärte Sinnfragen lassen einen viel leichter mit vermeintlichen Ungerechtigkeiten, dem Kontrollverlust, der Komplexität und Widersprüchlichkeiten im Berufsleben umgehen [47]. Man erkennt auch viel besser seine persönlichen Grenzen, Bedürfnisse, Lebensziele und kann sie viel leichter neu überdenken und proaktiv neugestalten [47].

▶ **Tipps**

- Reden Sie über die erlebte Arbeitsbelastung mit Ihrem Vorgesetzen, er/sie hat eine Fürsorgepflicht
- Reflektieren Sie über Ihre Erwartungen im Hinblick auf Belohnung und Anerkennung
- Wie oft verwenden Sie am Tag das Wort „Problem"?
- Vertiefen Sie parallel zu Ihren fachlichen auch Ihre sozialen Kompetenzen
- Achten Sie auf die Balance zwischen Beruf, Soziales, Gesundheit und Sinn
- Welchen Sinn geben Sie Ihrer Arbeit?

Sinnorientierte Medizin

5

Die *sinnorientierte* Medizin basiert auf der evidenzbasierten Medizin und berücksichtigt die *Verhältnismäßigkeit* und *Zweckmäßigkeit* von diagnostischen und
therapeutischen Maßnahmen sowie die *Individualität* der Patienten [56]. Damit
werden *Patienten* und nicht die medizinische *Machbarkeit* in den Vordergrund
gestellt. Die Sinnhaftigkeit einer Behandlung ist schwer zu objektivieren. Grund-
sätzlich gilt aber eine Behandlung dann als sinnvoll, wenn sie einen *konkreten
Nutzen* für Patienten erzeugt [56]. Die Identifikation des Nutzens ist stark
von Wissen und Erfahrung sowie vom psychologischen Profil des Behandlers
abhängig. Dadurch ergibt sich in puncto Nutzen ein relativ großer Interpretati-
onsspielraum, der auch tendenziös ausgenutzt werden kann. Ein Beispiel dafür ist
die Angabe der *relativen* statt der *absoluten* Risikoreduktion: die *relative* Risikoreduktion eines Cholesterinsenkers auf die Herzinfarktrate beträgt 40 % pro Jahr,
die *absolute* Risikoreduktion desselben Medikaments hingegen nur 0,2 % pro
Jahr [57]. Welche Art von Risikoreduktion angegeben wird, hat einen massiven
Einfluss auf die Entscheidung der Ärzte. So animiert die Angabe der *relativen*
Risikoreduktion etwa 80 % der Ärzte zur Verschreibung des propagierten Medikaments [58]. Bei der Angabe der *absoluten* Risikoreduktion würden nur etwa
20 % der Ärzte dasselbe Medikament verschreiben [58]. *Sinnorientiert* in diesem Zusammenhang zu handeln bedeutet, den gepriesenen Nutzen aus mehreren
Perspektiven zu betrachten, die potenziellen Nebenwirkungen gegenüberzustellen,
die individuellen Charakteristika und Risikofaktoren des Patienten zu berücksichtigen sowie seinen Willen in Bezug auf die dauerhafte Medikamenteneinnahme zu
respektieren. Daraus ergeben sich mehrere Handlungsoptionen. Diese Vielzahl an
Handlungsoptionen löst Kontrollverlust aus. Die Anwendung der *sinnorientierten*

Medizin setzt daher die Fähigkeiten, mit Komplexität umzugehen und Verantwortung zu übernehmen, voraus. Ver*antwort*ung bedeutet, *Antworten* auf etwaige
Warum-Fragen geben zu können. Bei Gerichtsprozessen können Ärzte von Rich-
tern gefragt werden, warum sie so gehandelt haben und ob man in der *konkreten*
Situation durch eine andere Handlungsweise den Schaden bei diesem *konkreten*
Patienten eventuell hätte reduzieren können. Sich auf Behandlungsschablonen zu
berufen, schmälert die Kompetenz und Glaubwürdigkeit in den Augen der Rich-
ter. Von Ärzten wird erwartet, dass sie Leitlinien und die Literatur gut kennen,
aber ihr Handeln auf Basis ihres Erfahrungswissens an den jeweiligen Patienten
und an den gegebenen Kontext anpassen. Es gibt beispielsweise Situationen, wo
es sinnvoller ist, von einer Leitlinie abzuweichen, wenn man dadurch den Nutzen für einen Patienten erhöhen bzw. den Schaden minimieren kann. Das macht
den ärztlichen Beruf zu einer *Kunst*. Die Bereitschaft, *sinnorientierte* Medizin
auszuüben, entsteht erst nach der Transzendenz in die Phase „*Herz*" (Abb. 4.1).

Neben dem humanistischen Aspekt erzeugt die *sinnorientierte* Medizin auch
einen gesellschaftlichen und ökonomischen Nutzen, weil sie der medizinischen
Überversorgung entgegenwirkt. Die medizinische Überversorgung ist charakterisiert durch diagnostische und therapeutische Maßnahmen, die zur fachgerechten
Behandlung nicht zwingend notwendig sind [59]. Es ist erwiesen, dass die medizinische Überversorgung sogar zu Schäden führen kann. Ein klassisches Beispiel
dafür ist die Polypharmazie. Mehr als die Hälfte der Population im Pensi-
onsalter wird nämlich medikamentös übertherapiert und die dadurch bedingten
Wechselwirkungen stellen mittlerweile die vierthäufigste Todesursache in entwi-
ckelten Ländern dar [60, 61]. Zudem erzeugt die medizinische Überversorgung
in bestimmten Bereichen aufgrund des begrenzten finanziellen Rahmens eine
*Unter*versorgung anderswo, wodurch betroffene Patienten ja geschädigt werden [59]. Die medizinische Überversorgung entsteht durch das Streben nach
Maximierung der medizinischen Versorgung. Lange galt die Vermutung, dass
zunehmende Investitionen ins Gesundheitssystem zu einer kontinuierlichen Verbesserung des Gesundheitszustands der Bevölkerung führen würde [62]. Doch
diese Annahme erwies sich als unrichtig. Investitionen sind nämlich nur bis zu
einem *Optimum* sinnvoll, ab dann führen weitere Ressourcenaufwendungen zu
einem abnehmenden Nutzen (Abb. 5.1) [63, 64].

Das Phänomen des abnehmenden Nutzens kann man aus der Makroperspek-
tive am disproportionalen Verhältnis zwischen den Gesundheitsausgaben und der
Lebenserwartung einiger Länder erkennen (Abb. 5.2). Die USA haben weltweit
die höchsten Gesundheitsausgaben pro Kopf, aber die Lebenserwartung dort ist
niedriger als in vielen Ländern, die deutlich weniger für die Gesundheit ausgeben
(Abb. 3.2) [65].

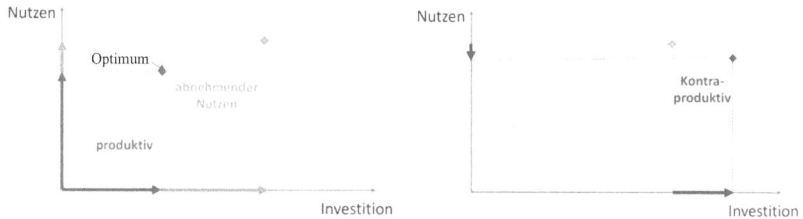

Abb. 5.1 Ertragsgesetz *(engl. principle of diminishing returns)*

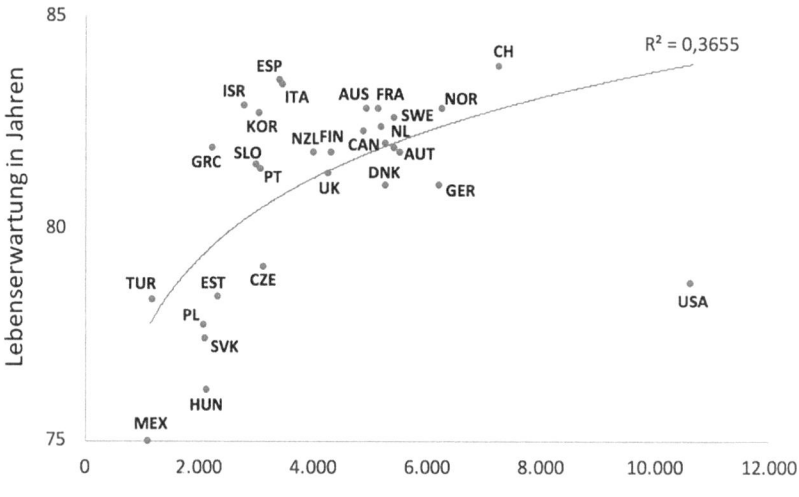

Ausgaben pro Kopf und Jahr in US-Dollar

Abb. 5.2 Gesundheitsausgaben verschiedener Länder in Relation zur Lebenserwartung basierend auf OECD Health Statistics 2018

Der treibende Faktor für diese Disproportionalität ist die *medizinische Über-versorgung* [66, 67]. Schätzungen zufolge macht sie in den USA ca. 30 % der Gesundheitsausgaben aus [65, 68]. Solche Schätzungen liegen für Österreich nicht vor. Projiziert man in einem Gedankenmodell diese Schätzung auf Österreich, würden hierzulande die vermeidbaren Kosten etwa 20 Mrd. € pro Jahr betragen.

Woran erkennt man die medizinische Überversorgung? Die Angemessenheit
einer Untersuchung bzw. Behandlung ist im Einzelfall nur schwer festzustellen
[66]. Die medizinische Überversorgung wird vielmehr aus der Metaebene erkenn-
bar. Seit Jahren nehmen beispielsweise bestimmte orthopädische Operationen
(z. B. Endoprothetik- und Wirbelsäulenoperationen) in Relation zur demographi-
schen Veränderung unverhältnismäßig zu [69]. Ähnliche Entwicklungen werden
auch in anderen Fachrichtungen beobachtet. Die medizinische Überversorgung
ist bereits jetzt spürbar, aber der demographische Wandel wird bei gleichbleiben-
den Prozessen ihre negativen Auswirkungen noch sichtbarer machen [71]. Bereits
jetzt sind die Wartelisten für diverse Behandlungen viel zu lang und man beklagt
einen Ärztemangel. De facto hat Österreich eine der höchsten Ärztedichten in
der EU. Natürlich hat sich die Medizin in den letzten 20 Jahren verbessert und
diversifiziert, wodurch viele Erkrankungen besser behandelbar geworden sind.
Ein Beispiel dafür ist die Makuladegeneration: während es bis Anfang 2000er
Jahre für die Betroffenen keine Behandlung gab, werden heutzutage die Betroffenen über viele Jahre mit regelmäßigen Injektionen eines Medikaments ins Auge
behandelt. Dies ist mittlerweile die häufigste Behandlung in der Augenheilkunde,
wodurch der Bedarf an Augenärzten in den letzten 20 Jahren massiv gestiegen
ist. In Österreich gibt es aber auch „hausgemachte" Phänomene, die zum Ärztemangel betragen. Erstens, immer mehr Ärzte wollen in Teilzeit arbeiten, wodurch
mehr „Köpfe" für die Bedarfsdeckung erforderlich sind. Zweitens, in Österreich
ist laut dem Gesundheitsökonomen Pichlbauer die Dichte der Patienten pro Arzt
europaweit am höchsten, d. h. in Österreich werden die Patienten am häufigsten „kontrolliert", wodurch ein beachtlicher Anteil der verfügbaren Ressourcen
gebunden wird.

Die Thematik rund um die medizinische Überversorgung ist nicht neu. Die
Bioethikkommission propagiert daher das sogenannte *ethische Optimierungsge-
bot*. Demnach sind Ärzte verpflichtet, Behandlungsprozesse stets auf ihre *Sinnhaftigkeit* zu überprüfen und neu zu bewerten sowie die im Zusammenhang mit
dem ärztlichen Handeln stehenden Risiken, Belastungen und Schäden für Patienten und das Personal zu minimieren [72]. Auch das Gesetz fordert, medizinische
Überversorgung zu vermeiden. Laut § 133 des Allgemeinen Sozialversicherungs-
gesetzes muss die Krankenbehandlung „*ausreichend* und *zweckmäßig* sein und
sie darf dabei das Maß des Notwendigen nicht überschreiten".

Die medizinische Überversorgung ist in erster Linie durch die Anwendung der
Defensiv- bzw. *Absicherungsmedizin* bedingt [60, 63, 66, 73]. Die *Defensivmedizin* ist eine formalistische Form der evidenzbasierten Medizin, bei der *unbewusst*
nicht der Patient, sondern die eigene *Absicherung* in den Vordergrund gestellt

wird. Dies wird nach innen und außen unter dem Deckmantel der evidenzbasierten Machbarkeit legitimiert. Die Situationsvarianz und die Individualität der
Patienten werden dabei zu wenig berücksichtigt. In den USA wird die Defensivmedizin von ca. 40 % der Ärzte angewandt [74]. Solche Daten liegen für
Österreich nicht vor.

Die Ursachen für die Anwendung der Defensivmedizin sind in erster Linie
psychologischer Natur [75]. Ärzte weisen im Vergleich zur restlichen Bevölkerung einen höheren Gewissenhaftigkeitsindex auf [76]. Ausgeprägte Gewissenhaftigkeit kann zum Perfektionismus mutieren, der sehr eng mit Angst vor Fehlern
und Schuldanfälligkeit verbunden ist. Ein *Maximieren* von Behandlungen reduziert Angst und Schuldgefühle, wohingegen ein Streben nach einem *Optimum* an
Behandlungen, was der *sinnorientierten* Medizin entsprechen würde, Angst und
Schuldgefühle fördern würde. Ein weiterer Sekundärgewinn bei der Ausübung
der Defensivmedizin ist die Delegation der Verantwortung für das Ergebnis an
andere, z. B. an Fachgesellschaften, Literatur etc. Doch die Kehrseite der *defen-
sivmedizinischen* Arbeitsweise ist *emotionale Distanzierung*. Ein gewisses Maß
an emotionaler Distanz ist gut und notwendig, aber ein Zuviel davon führt zu
mangelnder Hingabe und Empathie. Das nehmen die Patienten deutlich wahr und
reagieren mit Unzufriedenheit. Die emotionale Distanzierung bewirkt auch, dass
der eigene übermäßige Einsatz als Ausbeutung erlebt wird. Dadurch sinkt die
Arbeitszufriedenheit. Die Unzufriedenheit der Patienten wirkt dabei noch ver-
stärkend. Als Kompensation verlangt man dann nach immer mehr Belohnung.
Das ist eine Dynamik, die typischerweise in der Phase „*Kopf*" zu beobach-
ten ist. Bei einer deutlich reduzierten Arbeitszufriedenheit nimmt dann auch die
Sicherheit der ärztlichen Handlungen ab [17, 18]. Somit bewirkt die Ausübung
der Defensivmedizin paradoxerweise genau das Gegenteil von ihrer primären
Intention. Ein weiteres psychologisches Phänomen ist, dass die Ärzte möglichst
schnell eine Diagnose stellen wollen, um frühzeitig mit einer Behandlung zu
beginnen [75]. Dagegen ist nichts einzuwenden. Diagnostische Unsicherheiten
werden dabei meist nicht durch Beobachtung, sondern durch ergänzende Untersuchungen überbrückt [75]. Aktives Handeln reduziert nämlich den emotionalen
Druck, dass sich der Zustand des Patienten während des Zuwartens verschlech-
tern könnte und es dient auch als moralische Rechtfertigung, alles unternommen
zu haben [59, 70]. Diese Handlungstendenz („action bias") wird noch von Patienten verstärkt, weil diese im Krankheitsverdachtsfall aktives ärztliches Handeln
erwarten [70, 75]. Ein beobachtendes Abwarten wird als Mangel an ärztlicher
Zuwendung und Fürsorge aufgefasst [70, 75]. Ein weiterer patientenassoziierter
Faktor ist das wachsende Bedürfnis nach Selbstoptimierung und –monitorisierung
[70]. Dadurch wächst der Druck auf Ärzte, auch unnötige Untersuchungen und

Behandlungen durchzuführen [70]. Auch das Pathologisieren von Normabwei-
chungen oder Veränderungen, die noch keine klinische Relevanz haben, führt zu
unnötigen Behandlungen [68]. Zusatzversicherungen befeuern noch diese Phänomene. Ein weiterer Faktor ist der Umstand, dass viele Behandlungen in puncto
Nutzen für Patienten nicht evidenzbasiert sind [77, 78]. So werden beispielsweise
Protonenpumpeninhibitoren in bis zu 70 % der Fälle ohne klare Indikationen verschrieben [70]. Allein in Deutschland werden so pro Jahr etwa 3 Mrd. Tagesdosen
von Protonenpumpeninhibitoren ohne medizinische Notwendigkeit verschrieben
[70]. Die Ursache dafür ist eine defensivmedizinische Vermeidung eines Magen-
geschwürs. Ob eine einmalige Einnahme eines Protonenpumpeninhibitors am Tag
ein Magengeschwür tatsächlich verhindern kann und welche Auswirkungen die
Protonenpumpeninhibition auf das Mikrobiom etc. hat, wird dabei selten in die
Waagschale geworfen.

Zusammenfassend lässt sich festhalten, dass die *sinnorientierte* Medizin den
Menschen und nicht die medizinische *Machbarkeit* in den Vordergrund stellt. Das
primäre Ziel ist es, einen *Nutzen* für Patienten unter Berücksichtigung potenzieller
Nebenwirkungen und seiner Individualität zu erzeugen. Die Patienten nehmen
diese wohlwollende Absicht wahr. Die Ausübung der sinnorientierten Medizin
schafft Verbundenheit, wodurch *Begegnungen* auf Augenhöhe möglich werden.
Diese Haltung führt zu einer deutlichen Verbesserung der Patientenzufriedenheit,
der eigenen Arbeitszufriedenheit und damit auch der Patientensicherheit [17, 18].

▶   **Tipps**

- Fragen Sie sich immer, welchen konkreten Nutzen für den Patien-
  ten Sie mit Ihrer Diagnostik und Ihren Therapien erzeugen
- Achten Sie auf Ressourcen, denn diese sind begrenzt
- Streben Sie das *Optimum* an, nicht das *Maximum*
- Lernen Sie bei fehlendem Sinn einer Behandlung „nein" zu sagen

Was Sie aus diesem *essential* mitnehmen können

- Unzufriedenheit der Patienten hat verheerende Folgen auf das eigene Leben
- Kommunikation auf Augenhöhe, Begegnungen, umfassende Aufklärung und Einbeziehung in Therapieentscheidungen steigert die Patientenzufriedenheit
- Persönliches Wachstum erweitert die Wahrnehmungshorizonte und trägt damit zur Verbesserung der Beziehungen zu Ihren Patienten und Ihrer Arbeitszufriedenheit bei
- Sinnorientierte Medizin stellt den Menschen mit seiner Individualität und nicht die Machbarkeit und Absicherung in den Vordergrund
- Die Ausübung der sinnorientierten Medizin führt zu mehr Erfüllung bei der Arbeit und Steigerung der Patientenzufriedenheit

Literatur

1. Shanafelt TD, West CP, Sloan JA, Novotny PJ, Poland GA, Menaker R et al. Career fit and Burnout among academic faculty. Arch Intern Med 2009;169:990–995.
2. Fazekas C. Gesprächsführung in der Medizin. Wien: Österreichische Ärztezeitung 11a; 2021.
3. Ben-Sira Z. Affective and instrumental components in the physician-patient relationship: An additional dimension of interaction theory. J Health Soc Behav 1980;21:170–180.
4. Williams S, Weinman J, Dale J. Doctor-patient communication and patient satisfaction: A review. Fam Pract 1998;15:480–492.
5. Hall JA, Roter DL, Katz NR. Meta-analysis of correlates of provider behavior in medical encounters. Med Care 1988;26:657–675.
6. https://austrianhealthreport.at/zufriedenheit-kritik-gesundheitssystem/gesundheitss ystem-auf-der-wagschale.
7. https://www.sozialministerium.at/Themen/Gesundheit/Gesundheitssystem/Gesundhei tsreform-(Zielsteuerung-Gesundheit)/Mess--und-Vergleichskonzept---Outcome-Mes sung-im-Gesundheitswesen.html.
8. https://www.zwp-online.info/zwpnews/dental-news/branchenmeldungen/zu-wenig-zeit-mehrheit-mit-aerztlicher-behandlung-unzufrieden.
9. https://www.swissinfo.ch/ger/patienten-mit-aerzten-unzufrieden/3481114.
10. Egger JW. Theorie und Praxis der biopsychosozialen Medizin. Körper-Seele-Einheit und sprechende Medizin. Wien: Facultas Universitätsverlag; 2017.
11. Egger JW. Die Einheit von Körper und Seele. Die bio-psycho-soziale Perspektive auf Krankheit und Gesundheit. Baden-Baden: Deutscher Wissenschaftsverlag; 2020.
12. Geisler L. Arzt-Patient-Beziehung im Wandel. Stärkung des dialogischen Prinzips. Hrsg. Abschlussbericht der Enquête-Kommission „Recht und Ethik der modernen Medizin". 2002. Abrufbar unter: http://www.linus-geisler.de/art2002/0514enquete-dia logisches.html.
13. Deyo RA. Cascade effects of medical technology. Annu Rev Public Health 2002;23:23–44.
14. Chiolero A. Risk factor (predictive) medicine as a driver of fear and overdiagnosis. BMJ 2014;349:g7078.

15. Vaahtoranta-Lehtonen H, Tuulonen A, Aronen P, Sintonen H, Suoranta L, Kovanen N et al. Cost effectiveness and cost utility of an organized screening programme for glaucoma. Acta Ophthalmol Scand 2007;85:508–518.

16. https://wien.orf.at/stories/3284074/.

17. DiMatteo MR, Sherbourne CD, Hays RD, Ordway L, Kravitz RL, McGlynn EA et al. Physicians' characteristics influence patients' adherence to medical treatment: results from the Medical Outcomes Study. Health Psychol 1993;12:93–102.

18. West CP, Dyrbye LN, Shanafelt TD. Physician burnout: contributors, consequences and solutions. J Intern Med 2018;283:516–529.

19. Kohanim S, Sternberg P Jr, Karrass J, Cooper WO, Pichert JW. Unsolicited Patient Complaints in Ophthalmology: An Empirical Analysis from a Large National Database. Ophthalmology 2016;123:234–241.

20. Fathy CA, Pichert JW, Domenico H, Kohanim S, Sternberg P, Cooper WO. Association Between Ophthalmologist Age and Unsolicited Patient Complaints. JAMA Ophthalmol. 2018;136(1):61–67.

21. Lyu H, Xu T, Brotman D, Mayer-Blackwell B, Cooper M, Daniel M et al. Overtreatment in the United States. PLoS One 2017;12:e0181970.

22. https://www.arzt-wirtschaft.de/praxis/praxisfuehrung/behandlungsergebnisse-patien ten-sind-mit-heilpraktikern-zufriedener-als-mit-aerzten.

23. https://www.paracelsus.de/magazin/ausgabe/202102/heilpraktiker-sind-ueberzeug ender-als-aerzte.

24. Williams ES, Konrad TR, Linzer M et al. Physician, practice, and patient characteristics related to primary care physician physical and mental health: results from the Physician Worklife Study. Health Serv Res 2002; 37: 121–143.

25. Erziehung zum Sinn – Sinn der Erziehung. Grundlagen der existentiellen Pädagogik. Eva Maria Waibel, 2017.

26. Bär T. Die spontane Gesprächszeit von Patienten zu Beginn des Arztgesprächs in der hausärztlichen Praxis (Dissertation), Charité Berlin; 2009.

27. Bay RH. Erfolgreiche Gespräche durch aktives Zuhören. Renningen: Expert; 2006.

28. Silverman J, Kurtz S, Draper J. Skills for Communicating with Patients. Oxon: Radcliffe Medical Press; 2013.

29. Rittmeyer C. Selbstbestimmung und Partizipation: Ihre Bedeutung im fachwissenschaft-lichen Diskurs und der Gesetzgebung und Aspekte der Umsetzung. München: GRIN Verlag; 2010.

30. Täuber M. Gedanken als Medizin. Wien: Goldegg Verlag; 2020.

31. Weaver TR, Beaumont PE. The effect of intensive education on concordance with Age-Related Eye Disease Study (AREDS) recommendations in a tertiary referral practice. Ophthalmologica 2015;233:61–65.

32. Schmid Mast M, Kindlimann A, Hornung R. Wie sich das Geschlecht und der Kommunikationsstil von Ärzten auf die Patientenzufriedenheit auswirken: Vom kleinen, aber feinen Unterschied. Praxis 2004;93:1183–1188.

33. Dawid Hawkins. Loslassen – Der Pfad widerstandsloser Kapitulation, 2014, ISBN: 9783931560256.

34. Erb C, Thiel HJ, Flammer J. The psychology of the glaucoma patient. Curr Opin Ophthalmol 1998;9:65–70.

35. Kaluza G, Strempel I. Autogenic training in patients with glaucoma. A controlled trial. Curr Op Psych 1999;12:360–363.
36. Antonovsky A, Franke A. Salutogenese, zur Entmystifizierung der Gesundheit. Tübingen: Dgvt-Verlag; 1997.
37. Maio G. Den kranken Menschen verstehen: Für eine Medizin der Zuwendung. Freiburg in Breisgau: Verlag Herder; 2020.
38. Die Seele in der Medizin integrieren. Natur&Heilen. Ausgabe November 2024, S. 13–19.
39. McCullough ME, Hoyt WT, Larson DB, Koenig HG, Thoresen C. Religious involvement and mortality: a meta-analytic review. Health Psychol. 2000 May;19(3):211–22.
40. Koenig HG, Cohen HJ, George LK, Hays JC, Larson DB, Blazer DG. Attendance at religious services, interleukin-6, and other biological parameters of immune function in older adults. Int J Psychiatry Med. 1997;27(3):233–50.
41. Stephen Karpman (1968): Fairy tales and script drama analysis. In: Transactional Analysis Bulletin 7 (26), S. 39–43.
42. Stephen R. Covey: Die siebenWege zur Effektivität. Ein Konzept zur Meisterung Ihres beruflichen und privaten Lebens. Heyne, München 1996, ISBN 3-453-09174-4.
43. https://www.medscape.com/slideshow/2024-burnout-hospitalist-6016951?ecd=WNL_physrep_240518_MSCPEDIT_roundup_etid6526167&uac=241810SK&impID=6526167#2.
44. https://www.medscape.com/slideshow/2023-nonclinical-careers-6016752?ecd=WNL_physrep_240416_MSCPEDIT_nontrad_careers_etid6435960&uac=241810SK&impID=6435960#2.
45. https://www.medscape.com/slideshow/2024-lifestyle-happiness-6016860#3.
46. Williams ES, Konrad TR, Linzer M et al. Physician, practice, and patient characteristics related to primary care physician physical and mental health: results from the Physician Worklife Study. Health Serv Res 2002; 37: 119.
47. Litzcke, Schuh, Pletke. Stress, Mobbing, Burn-out am Arbeitsplatz: Umgang mit Leistungsdruck, Belastungen im Beruf meistern. Mit Fragebögen, Checklisten, Übungen. Springerverlag 2012. ISBN-13: 978-3-642-28624-7.
48. https://www.medscape.com/slideshow/2024-compensation-overview-6017073#4.
49. Edelwich, J. & Brodsky, A. (1980): Burn-Out. Stages of disillusionment in the helping professions. New York, NY: Human Science Press.
50. Wurm et al. Depression-Burnout Overlap in Physicians. Plos One 2016;11(3):e0149913.
51. Regehr C, Glancy D, Pitts A, LeBlanc VR. Interventions to reduce the consequences of stress in physicians: a review and meta-analysis. J Nerv Ment Dis 2014; 202: 353–9.
52. Ruotsalainen JH, Verbeek JH, Marine A, Serra C. Preventing occupational stress in healthcare workers. Cochrane Data- base Syst Rev 2015; 4: CD002892.
53. West CP, Dyrbye LN, Erwin PJ, Shanafelt TD. Interventions to prevent and reduce physician burnout: a systematic review and meta-analysis. Lancet 2016; 388: 2272–81.
54. Panagioti M, Panagopoulou E, Bower P et al. Controlled interventions to reduce burnout in physicians: a systematic review and meta-analysis. JAMA Intern Med 2017; 177: 195–205.
55. Soft Skills für Young Professionals: Alles, was Sie für Ihre Karriere brauchen | Moritz, André, Rimbach, Felix | ISBN: 9783897496309.

56. Bonelli J, Prat EH. Paradigmawechsel: Sinnorientierte Medizin. Imago Hominis (1999); 6(3): 187–207.
57. Downs J. R. et al., *Primary Prevention of Acute Coronary Events With Lovastatin in Men and Women With Average Cholesterol Levels*, JAMA (1998); 279: 1615–1622.
58. Bobbio M., Demichelis B., Giustetto G., *Completeness of reporting trial results: effect on physicians' willingness to prescribe*, Lancet (1994); 343: 1209–1211.
59. https://www.svr-gesundheit.de/fileadmin/Gutachten/Gutachten_2018/Gutachten_2018.pdf.
60. Guaraldo L, Cano FG, Damasceno GS, Rozenfeld S. Inappropriate medication use among the elderly: a systematic review of administrative databases. BMC Geriatr 2011;11:79.
61. https://medienportal.univie.ac.at/uniview/forschung/detailansicht/artikel/bei-risiken-und-nebenwirkungen/.
62. Tuuminen R, Sipilä R, Komulainen J, Saarela V, Kaarniranta K, Tuulonen A. The first ophthalmic Choosing Wisely recommendations in Finland for glaucoma and wet age-related macular degeneration. Acta Ophthalmol 2019;97:e808–e810.
63. Fisher ES, Welch HG. Avoiding the unintended consequences of growth in medical care. How might more be worse? JAMA 1999;281:446–453.
64. https://wirtschaftslexikon.gabler.de/definition/ertragsgesetz-34979.
65. http://www.oecd.org/health/health-data.htm.
66. Berwick DM, Hackbarth AD. Eliminating waste in US health care. JAMA 2012;307:1513–1516.
67. Carter SM, Rogers W, Heath I, Degeling C, Doust J, Barratt A. The challenge of over-diagnosis begins with its definition. BMJ 2015;350:h869.
68. www.monitor-versorgungsforschung.de/news/in-orthopaedie-und-unfallchirurgie-gibt-es-sowohl-ueber-als-auch-unterversorgung-von-patienten.
69. https://www.bertelsmann-stiftung.de/fileadmin/files/BSt/Publikationen/GrauePublikationen/VV-SG_Ueberversorgung_final.pdf.
70. Bellan L, Buske L. Ophthalmology human resource projections: Are we heading for a crisis in the next 15 years? Can J Ophthalmol 2007;42:34–38.
71. https://www.bundeskanzleramt.gv.at/themen/bioethikkommission/pressemitteilungen-bioethik/stellungnahme-zum-umgang-mit-knappen-ressourcen-in-der-gesundheitsversorgung-im-kontext-der-covid-19-pandemie.html.
72. Brownlee S. Overtreated: Why Too Much Medicine Is Making Us Sicker and Poorer. 1 ed. Bloomsbury, New York; 2008.
73. https://www.medscape.com/slideshow/2020-ethics-report-life-death6013311?src=wnl_physrep_201127_ethicspt1_int&uac=241810SK&impID=2694962&faf=1#14.
74. Welch HG, Schwartz L, Woloshin S. Overdiagnosed making people sick in the pursuit of health. Beacon Press, Boston; 2011.
75. https://www.coliquio.de/wissen/leben-als-arzt-100/persoenlichkeitsmerkmale-von-aerzten.
76. Fleming PS, Koletsi D, Ioannidis JPA, Pandis N. High quality of the evidence for medical and other health-related interventions was uncommon in Cochrane systematic reviews. J Clin Epidemiol 2016;78:34–42.
77. Brownlee S, Chalkidou K, Doust J, Elshaug AG, Glasziou P, Health I et al. Evidence for overuse of medical services around the world. Lancet 2017;390:156–168.

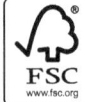

MIX
Papier aus verantwortungsvollen Quellen
Paper from responsible sources
FSC® C105338

FSC
www.fsc.org

If you have any concerns about our products,
you can contact us on
ProductSafety@springernature.com

In case Publisher is established outside the EU,
the EU authorized representative is:
Springer Nature Customer Service Center GmbH
Europaplatz 3, 69115 Heidelberg, Germany

Printed by Libri Plureos GmbH
in Hamburg, Germany